オールカラー

輸液、適切に
管理できている？

もっとわかる
＼ ナースのための ／

急性期
ICU 救急
の輸液

著 北別府孝輔

医学監修 山下茂樹

照林社

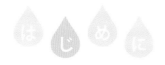

　数多くある書籍のなかから本書を手にとってくださり、ありがとうございます。この本は、集中治療室という特殊で非日常な環境において日々行われている「輸液」についてまとめた1冊です。

　私たちは、患者にとっては非日常である「輸液」投与という介入に、さほど疑問をもたず、針を刺し、ルートを管理し、医師の指示に従って輸液を投与していた若かりし時期があったと思います。しかし、この本を手にとっているあなたは、そんな看護師にとっての"日常"を見つめなおし、学びなおすために、ページをめくってくれたのだと思います。これはとても素晴らしいことです（あなたが目の前にいれば、リスペクトの賛辞を届けるのに…）。

　私がいつも心に留めている言葉に「無知の知」という言葉があります。これは「自分に知識がないことを自覚する」という意味なのですが、何歳になっても、どのような環境にいても、知らないことを学ぶことの前提には「無知の知」があると考えています。この本を通して、少しでもみなさんの「知らないこと」「学びなおしたかったこと」が埋まり、それらを臨床で活かすことにつながれば、こんなに嬉しいことはありません。

　Part 1 では、輸液が投与される身体の組成や輸液の基本について、Part2 では輸液前後の反応や評価について、バイタルサインやフィジカルアセスメント、検査の読み解き方について解説しています。Part 3 では、Part 1〜2 で学んだ知識を基に、さまざまな病態ごとの輸液管理について解説しています。本書がみなさんの役に立つことを願っています。

　最後に、本書の制作において医学監修としてご指導いただいた山下茂樹先生、本書の編集に尽力いただきました照林社の國井理栄さまをはじめ、ご支援いただいた関係者の方々に心より感謝いたします。

　2023 年 2 月

北別府 孝輔

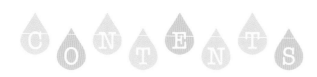

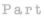

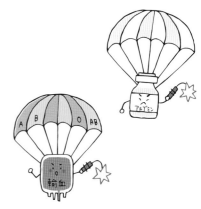

Part 3 急性期（ICU・救急）における
専門的な輸液管理 ──────── 71

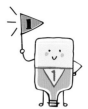

＼もっと知りたい／
輸 液 の 知 識

装丁：スタジオダンク
本文デザイン・DTP 制作：林　慎悟
カバー・本文イラスト：山村真世、スタジオダンク

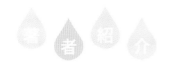

北別府 孝輔 <small>(きたべっぷ こうすけ)</small>

岡山大学学術研究院保健学域基礎看護学、助教
倉敷中央病院 非常勤、急性・重症患者看護専門看護師／特定行為実践看護師

2005 年より倉敷中央病院の集中治療部門で経験を積んできた、臨床が大好きな急性・重症患者看護専門看護師(40 歳)です。2013 年に大阪府立大学博士前期課程急性 CNS コースを修了しました。

集中治療部門に軸を置きながら、院内横断的に「RRS(Rapid Response System)」「RST(呼吸ケアサポートチーム)」「特定行為実践(2018 年修了)・特定行為研修」を担い、これらの制度設計・整備などの活動を展開しています。

2022 年 10 月からは、倉敷中央病院で非常勤として臨床実践を継続しつつ、岡山大学に助教として着任。岡山大学での急性・重症患者看護専門看護師の養成コース開設に向けて準備中です(2024 年春、開講予定)。

広い院内を駆け巡りながら、
ときには患者さんを車いすに乗せて、
季節を感じる散歩に出ることも。
現在、教育と臨床の二刀流で奮闘中の
著者です。

医学監修
山下 茂樹 <small>(やました しげき)</small>
倉敷中央病院麻酔科

1983 年 山口大学医学部卒業。
1990 年倉敷中央病院麻酔科に入職、2003 年同院集中医療センター主任部長、2011 年から同院麻酔科主任部長、集中医療センター長、手術センター長を歴任したのち、2022 年までにいずれも退任、現在に至る。
麻酔科専門医、日本集中治療医学会専門医。

(2023 年 3 月現在)

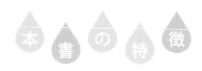

本書の特徴

- ◎ 本書は、急性期（主に集中治療領域）で行われる輸液管理について、看護師に必要な知識をまとめた1冊です。
- ◎ 頭に入りやすいように身近なイメージや例を挙げながら、ポイントをわかりやすく解説しているので、読み進めやすく、楽しく輸液管理を学べます。
- ◎ 各Partのラストには「理解度チェック＆解答」があります。理解度を確認しながら学習できるので、読み終えた後にぜひチャレンジしてみてください。

Part
1 輸液のキホン

これから勉強したい若手はもちろん、
学びなおしにもピッタリな
基礎知識をやさしく学ぶ

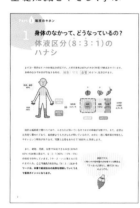

身近な
イメージで
頭に入りやすい

Part
2 輸液のアセスメント

「今の輸液量は足りている？」
「電解質は合っている？」といった、
看護師が気になるアセスメント・評価がわかる

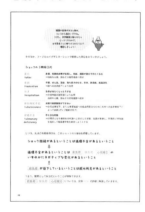

大切なことだけ、
しっかりおさえる

Part
3 専門的な輸液管理

集中治療領域でよく出会う病態別の
「輸液管理」を臨床的に解説

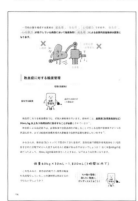

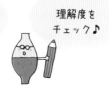

知ると面白い！
プラスαの知識

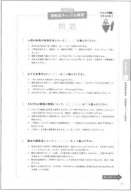

明日から活かせる
知識が充実

理解度を
チェック♪

まず、
輸液のキホンを
知ろう

私たちは通常の生活を送るうえで輸液をする機会はほとんどありません。

では、なぜ病院にいるときには輸液が必要なのでしょうか？

この章では、輸液を受ける人間の身体や輸液の種類、輸液にできること、

などキホンの「キ」を説明していきます。

1 身体のなかって、どうなっているの？
体液区分（8：3：1）のハナシ

まずは一般的なヒトの体液区分の話です。人間の身体は60%が水分（体液）で構成されています。身体のなかで水分が存在するのは、[細胞] [間質] [血管] の3つに区分されます。

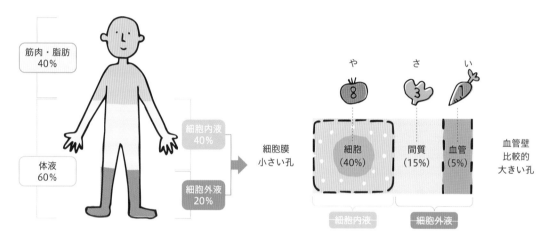

細胞は細胞膜で覆われており、小さな孔が開いているので水分の移動が可能です。また、血管は血管壁に覆われており、細胞膜よりも大きな孔が開いているので、水分と一緒に電解質の移動もしやすいという特徴があります。間質と血管をあわせて「**細胞外**」と表現します。

また、細胞、間質、血管で保持できる水分（身体の60%）の体積は異なり、8：3：1（40%：15%：5%）の割合で分布しています。「や・さ・い」と覚えると忘れませんね。**ここで出た「細胞外」、「8：3：1」というワードは、本書で輸液投与の実際を理解していくうえで重要ポイントになります。**

余談ですが、
人間と水分保持量の近似値をとる野菜は、
「さつまいも（皮なし、焼き）58.1%」
のようです。

ヒトの体重に占める水分の割合は、年齢によっても差があります。一般的に、小児＞成人＞高齢者の順に体内で保持できる水分量は大きくなります。

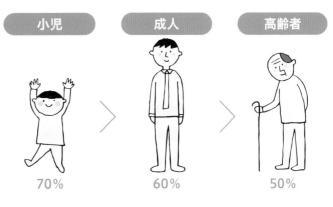

小児	成人	高齢者
70%	60%	50%

さて、体重に占める水分の割合が60％である成人男性の血管内の水分がどのくらいかについて、「や・さ・い」で考えてみましょう。

体重：60kgの成人男性の場合　60kg×60％（体内保持水分％）＝36L（体内水分保持量）

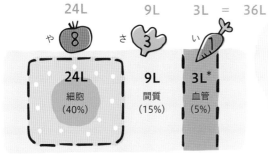

注意すべき点として、血管内には「水分量」だけでなく「血球成分」も含まれているので、血管の水分量に血球成分を足すと循環血液量となり、体重の8％（約1/13）となります。

＊血球成分を足した循環血液量は4.8L（8％）

超高齢社会の現代、入院している患者も65歳以上が多いですね。高齢になるにつれて体内に保持できる水分量が減少してしまうのは、筋骨格量が減少してしまうからです。このような人は、少しの水分量減少で脱水に傾くことがイメージできます。

なお、脱水の指標に「皮膚ツルゴール低下」があります→ P.46。通常は2秒以内に戻らなければ脱水を疑いますが、じつは高齢な人ほど、この指標はあまり参考になりません。皮膚の水分保持量が少ないので、ツルゴール反応をみるために皮膚をつまんでみても、なかなか戻ってこないことが実際には多いからです。

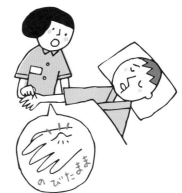

POINT

　私たち医療者が輸液のターゲットにしている血管は細胞外に区分される。
　体内に保持されている水分は、細胞：間質：血管＝8：3：1（や・さ・い）に区分される。

2 1日に必要な水分量は どのくらい？

必要量と喪失量のハナシ

　本書では、**1日に必要な水分量を25〜30mL/kg/日***として考えていきます。なぜかというと、ズバリ"簡単・簡便"だからです！　「患者さんに必要な水分量ってどのくらいだろう」と考えるときに、ベッドサイドで分厚い参考書を引っ張り出してきて計算したくないですよね。そんなことをしていたら、医師や薬剤師などの多職種との回診で出遅れて、ディスカッションに参加できなくなります。

　ヘマトクリット（Hct）値やトータルプロテイン（総タンパク、TP）値などから算出する水分欠乏量の計算式を理解して、そのうえで水分投与量を検討するに越したことはありません。しかし、実際の臨床では「ベッドサイドですぐに活用できる知識」が最も重要でしょう。さらにいうと正確に必要水分量を算出できる計算式は、あくまで理論値なのだろうとも考えています。

　実際の臨床では頭でっかちになるのではなく、投与した輸液の反応性やその後の経過（トレンド）を評価することのほうがより重要です。

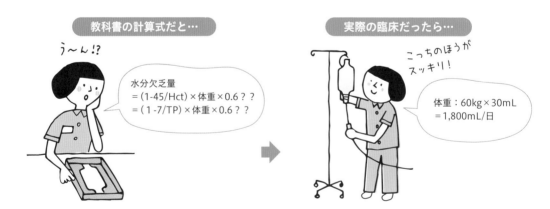

教科書の計算式だと…

う〜ん!?

水分欠乏量
= (1-45/Hct)×体重×0.6？？
= (1-7/TP)×体重×0.6？？

実際の臨床だったら…

こっちのほうが
スッキリ！

体重：60kg×30mL
=1,800mL/日

　さて、大事なことなのでテーマに対して結論を先に述べてしまいましたが、ここでは必要水分量と喪失量の考え方について解説していきます。

　次ページの図のように、1日のうちに必要な量（intake：IN）と喪失する量（output：OUT）には目安があります。これらに従って計算すると、25〜30mL/kg/日は妥当な水分量となります。いやいや、喪失量のほうがちょっと多いんじゃない？　と思う人もいるかもしれませんが、臨床で

　＊「25〜35mL/kg/日」という考え方もありますが、急性期治療において輸液過多になることを避けるために、ここではあえて25〜30mL/kg/日としています。

は「喪失量上限に照準を合わせることでの過剰な輸液投与は避ける」ということも大切なのです。これをハーフコレクト（半分だけ修正する）→ P.25といいます。

体重60kgの場合

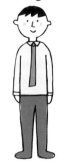

IN
- 水分摂取量：1,500～1,800mL
  （25～30mL/kg/日）
- （産生量）代謝水300mL

代謝水とは、栄養を代謝する過程で産生される水分のこと

OUT
- 尿量：1,000～1,500mL
- 便中：100～200mL
- 不感蒸泄：900mL（約15mL/kg/日）

不感蒸泄は体温が1℃上昇するごとに15％、外気温が30℃から1℃上昇するごとに15～20％増加するとされている。呼気中の不感蒸泄は約30％

あれ、そういえばこれは**急性期の輸液管理**について書かれている本では？ これまでの説明って一般的な考え方だと思うのだけれど、ICU・救急の患者にもあてはまるの？ と疑問に思ったあなた、目のつけどころがいいですね。

まさにその通りです。不感蒸泄1つとっても、ICUに入室しているような重症患者では治療や状態によって差が生じます。例えば、気管挿管／人工呼吸器管理を行っている患者であれば、呼気中の水分は人工呼吸器回路内にトラップされるので不感蒸泄は減ります。

広範囲熱傷などで皮膚のバリアが破綻していれば、皮膚から発散される水分量は必然的に増えていきます。

心不全、腎不全でICUに入院している場合は、尿量が確保できず輸液自体を絞っている患者も多くいます。このように、さまざまな問題を抱えている患者の病態や治療目標に合わせた目標水分量というものが、そのつど変化していきます。

重要なのは、これらの目標水分バランスについて多職種回診などで共有すること、それらの継続的なモニタリングと適切な投与管理を行うことが看護師には求められているのです。目安としての輸液投与量の簡易式を1つ紹介します。

$$輸液量 x = 予測尿量 + 700 mL$$

実際の臨床では、このくらいアバウトな計算で投与量を決定し、その後のトレンドや変化をみていくことで次の手を検討してもよいでしょう。**輸液を入れるのは簡単な反面、いったん体内に入った水分を抜くのは大変**です。

POINT
- **1日に必要な水分量は25～30mL/kg/日で考える。**
- 輸液管理で必要なのは、正確に理論値をたたき出すことではなく、投与後の変化を追うことである。

3 脱水になる原因は何？
ややこしい脱水のハナシ（細胞内・細胞外脱水）

脱水には大きく分けて2種類あります。

❶ 細胞外からの水分喪失
❷ 細胞内・外からの水分喪失

基本的に覚えておくべきことは、**すべての脱水は細胞外液の喪失を伴う**ということです。理由として、水の喪失は同時にNaの喪失を伴いますが、Naの多くは細胞外に分布しているためです。

また、細胞外液は出血や汗などで体外に出ることはありますが、**細胞内液が直接体外に出ることはありません。**細胞内の水分量は、間質の浸透圧によって変動します。間質の浸透圧が高ければ細胞の水は間質に移動し、細胞内脱水になります。逆に間質の浸透圧が低ければ間質から細胞へ水が移動し、細胞内は浮腫になります。

このように、脱水というのは浸透圧が関係しているため、細胞外脱水なのか、細胞内外ともに脱水なのかというのは高張性脱水、低張性脱水、等張性脱水という分類でみていくと理解しやすいです。

高張性脱水、低張性脱水、等張性脱水の説明をする前に、細胞内と細胞外の水分の移動についておさらいしていきましょう。下図は、細胞内、細胞外ともに浸透圧が均衡しており水分の移動による変動は少ない状態です。この状態が正常であることをまずは理解しておきましょう。

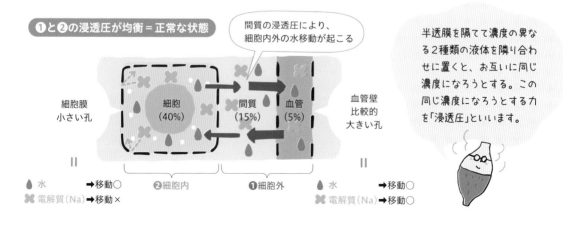

❶と❷の浸透圧が均衡＝正常な状態

間質の浸透圧により、細胞内外の水移動が起こる

半透膜を隔てて濃度の異なる2種類の液体を隣り合わせに置くと、お互いに同じ濃度になろうとする。この同じ濃度になろうとする力を「浸透圧」といいます。

細胞膜 小さい孔　細胞（40%）　間質（15%）　血管（5%）　血管壁 比較的大きい孔

💧 水　　➡移動○
✖ 電解質（Na）➡移動✕
❷細胞内　　❶細胞外
💧 水　　➡移動○
✖ 電解質（Na）➡移動○

❶細胞外には**血圧に関与している循環血漿量が分布している** 血管 と 間質 が存在します。 血管 と 間質 の間には比較的大きな孔が開いているため、水と電解質の移動が行われています。水と電解質の移動が起こるということは、これから説明する脱水という現象を語るうえで、 血管 と 間質 は❶細胞外という"ひとくくり"で考えて大丈夫ということになります。

対して 細胞 と 間質 の間は小さな孔しか開いていませんので、水の移動はありますが、電解質の移動はありません。ということは、電解質の変動が起こると浸透圧が変化するため、浸透圧較差により濃度が低いほうから高いほうへ水分の移動（=P.6下の現象）が起きるということが理解できます。さて、それではそれぞれの脱水の説明に入りましょう。

高張性脱水（水欠乏性脱水）

これは、**水分摂取が不足すると起こる脱水**です。高張性脱水が起こる機序としては、

❶ 血管 内の水分が不足し、血管内とスムーズな水の交換をしている 間質 の水も不足したNa濃度の高い状態ができる

❷水は浸透圧の低いほうから高いほうへ流れるので、❷細胞内から❶細胞外（ 血管 と 間質 ）へ水の移動が起きる

❸結果、❶細胞外、❷細胞内どちらも**浸透圧が高い、水が不足した状態（水欠乏性脱水）**になる。

このように、❶細胞外の浸透圧が上昇している場合、患者は口渇を強く訴えます→ P.10。

原因	不感蒸泄の増加、水分摂取の極端な低下（飲水制限）、口渇中枢の障害、尿崩症など
治療	主な治療は、細胞内に水を供給することになる。自由水（水分摂取→ P.12または5％ブドウ糖液）や低張電解質輸液（維持液類）→ P.21などを選択する

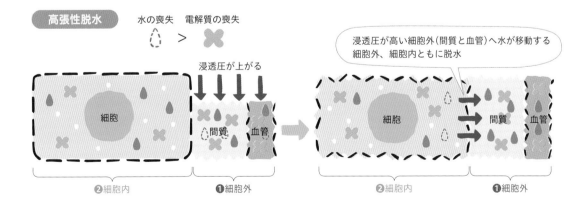

高張性脱水　水の喪失 ＞ 電解質の喪失

浸透圧が上がる

浸透圧が高い細胞外（間質と血管）へ水が移動する　細胞外、細胞内ともに脱水

細胞　間質　血管

❷細胞内　❶細胞外

細胞　間質　血管

❷細胞内　❶細胞外

低張性脱水（Na欠乏性脱水）

これは、**Na濃度が低下すると起こる脱水**ということですね。低張性脱水が起こる機序は、

❶ 血管内 のNa濃度が低下（Naと同時に水も喪失）し、 血管内 とスムーズな水／電解質の交換をしている 間質 のNa濃度も低い状態になる。

❷水は浸透圧の低いほうから高いほうへ流れるので、❶細胞外から❷細胞内へ水の移動が起きる。

❸結果、❶細胞外は**循環血漿量が減少している**状態なのに、❷細胞内へ水の移動が起きるため**細胞性浮腫が起きている状態（Na欠乏性脱水）**が完成する。

となります。このような場合、❶細胞外の循環血漿量は低下しているため、血圧低下などの循環不全を引き起こしやすくなります。

> **原因** 多岐にわたるが、何らかの理由でNa摂取不足やNa排泄が増加した状態（飲水量の不足、不適切な輸液、嘔吐・下痢など）
>
> **治療** 等張電解質輸液（細胞外液補充液） → P.21 、NaClの補充など

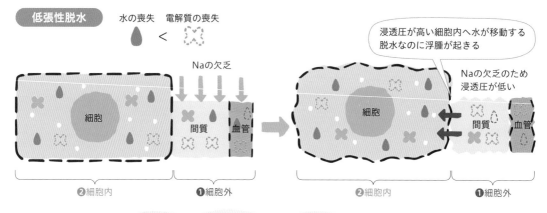

低張性脱水 水の喪失 < 電解質の喪失

Naの欠乏

浸透圧が高い細胞内へ水が移動する脱水なのに浮腫が起きる

Naの欠乏のため浸透圧が低い

細胞

間質 血管

細胞

間質 血管

❷細胞内　❶細胞外　　❷細胞内　❶細胞外

> この場合の輸液のタイミングや投与量は非常に難しく、医師を悩ませるところだと思います。体液減少のために治療しているけれど、血管内（細胞外）は水分が少なくてどうしよう…といったケースも少なくありません。

等張性脱水（体液喪失性脱水）

出血や下痢、熱傷などにより**急速に循環血漿量が減少することで起こる脱水**です。この場合、循環血漿量は低下しているのですが、血漿成分、タンパク質成分などすべて喪失しているため、水とNaの両方が欠乏し、濃度は一定な状態です。浸透圧の変化がないため、水の移動はなく、細胞外液のみ喪失します。結果、血圧低下をきたし、輸液や輸血が必要な状態に陥ります。

特徴的なこととして、急性変化だった場合、❶細胞外の血液成分などの濃度自体は変わらない(全体量が減っているだけなので濃度は変わらない)ため、**Hb濃度の変化が追随して起こらず、出血後数時間は検査データだけでみると貧血の進行が読みとれない**といった状況がつくられます。検査データだけではなく、患者の経過やフィジカルアセスメント、原因検索が重要になります。

原因	出血や下痢、熱傷などによる急速な循環血漿量減少
治療	等張電解質輸液(細胞外液補充液)→ P.21 、輸血用血液製剤、膠質液(アルブミン製剤、人工膠質液)など→ P.27

等張性脱水　水の喪失　電解質の喪失

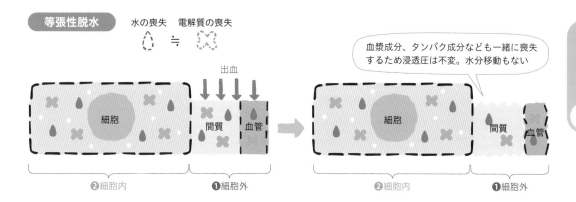

血漿成分、タンパク成分なども一緒に喪失するため浸透圧は不変。水分移動もない

出血

❷細胞内　　❶細胞外　　❷細胞内　　❶細胞外

注意点として、このような状態で低張電解質輸液を投与すると、細胞外の浸透圧はさらに低下してしまい、細胞外から細胞内へ水の移動を惹起して血圧低下を進行させる恐れがあります。また、たとえ細胞外液で循環血漿量を確保できたとしても凝固成分の補充ができず止血を遅らせるといった医原性の要因を引き起こす可能性もあるため、病態によっては輸液や輸血の選択を考慮する必要があります。

POINT

- 脱水は細胞外脱水、細胞内脱水に分類されるが、どちらも細胞外脱水を伴っている。浸透圧が関係しているため、細胞外の浸透圧がどうなっているかを基準に考えると理解しやすい。
- 高張性脱水は水分摂取が不足すると起こる。治療として、自由水(水分摂取または5％ブドウ糖液→ P.20)や低張電解質輸液(維持輸液)により細胞内に水を供給する。
- 低張性脱水はNa濃度が低下すると起こる。治療として、等張電解質輸液(細胞外液補充液)、NaClの補充などで細胞外へ水を供給する。
- 等張性脱水は出血や下痢、熱傷などにより急速に循環血漿量が減少することで起こる。等張電解質輸液(細胞外液補充液)、輸血用血液製剤、膠質液(アルブミン製剤、人工膠質液)などで細胞外へ水を供給する。

4 のどって、なぜ渇くの?
浸透圧（血漿浸透圧）のハナシ

　なぜ、のどって渇くのでしょうね？ このメカニズムを知ると、輸液管理を行ううえでも役に立ちます。

　人間の身体には、**オスモレセプター（osmo receptor）**という機能があります。「osmo（浸透）+ receptor（受容体）」なので、浸透圧を感知する受容体のことです。これは、視床下部にある体内の水分や電解質を調節する機能を指します。

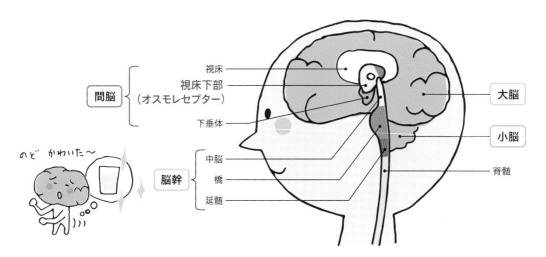

　オスモレセプター細胞は、**細胞外液浸透圧**の変化を感知して、抗利尿ホルモン（antidiuretic hormone：ADH）を調節しています。ADHが腎臓の集合管・尿細管に作用して、どれだけの量の水分を排泄するかを決定しているのです。

　体内の水・電解質のoutputのほとんどが、腎臓を経由した尿中への排泄となります。

　おっと、ここで「**細胞外液**」が出てきました。体液区分の項 P.2 で出てきた重要なポイントの１つですね。細胞外液は間質と血管を指す区分でした。浸透圧の変化が起こると、細胞内と相互に反応しながら水分量を変化させていきます。

下図は、ナトリウム(Na)を摂取したときに起こる身体の反応です。

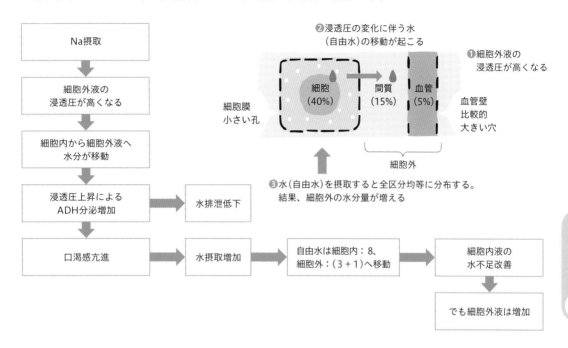

まず前提として、体液の構成で**細胞外液の浸透圧(血漿浸透圧)を形成しているのは、ほぼNaと
クロール(Cl)です**。細胞外液の浸透圧はおよそ280mOsm/Lとされており、血清Na濃度のほぼ2
倍の値となります(下の計算式)。ちなみに、細胞内はカリウム(K)という陽イオンがほとんどなの
で、細胞内浸透圧はKの量で規定されます。

$$血漿浸透圧(mOsm/L) ≒ 血清Na濃度 × 2 \quad \text{※正常値は285 ± 5mOsm/L}$$

まず、身体に塩化ナトリウム(NaCl)が取り込まれると、細胞外液の浸透圧が高まります(下図-
❶)。細胞外液と細胞内液は細胞膜という半透膜を介して水分の移動を行っているので、細胞外液
の浸透圧が高まれば細胞内の水分が移動を始めます(細胞内脱水、下図-❷)。

浸透圧と半透膜の関係

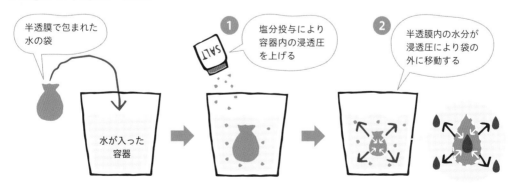

細胞内が脱水になると身体の機能が維持できなくなるため、オスモレセプター細胞が「水を飲めー、尿を減らせー」という指令を出します。これが「口渇を感じることでの飲水行動」「ADH分泌による尿量の低下」につながります。

　さて、ここで飲む水は電解質があまり含まれていない水になります。私たちはのどが渇いたときに塩水を欲しがりませんよね。純粋な水や清涼飲料水を飲むかと思います。清涼飲料水は水分のなかに少ない量のNa（生理食塩液の1/22程度）と糖分が含まれているのですが、糖分は摂取後すぐに分解されるので、ほぼ水といった状態になります。このような、電解質が含まれていない水を自由水といいます。自由水はこの後の輸液管理でたくさん登場しますので、ぜひ覚えておいてください。

　さて、のどが渇いて摂取した自由水ですが、**細胞内と細胞外に均等に分布します（8：3：1）**。そのため、**細胞内の脱水状態は補正されますが、細胞外液は増えてしまう**といった事態になります。これは、**心不全の患者に「塩分をあまり摂取しないでくださいね」という教育的介入を行う根拠になるメカニズム**です。

　塩分（＝塩化ナトリウム：NaCl）は細胞外液の浸透圧を規定する電解質であり、かつ水を引きつける力をもっています。「塩気のあるものを食べると、のどが渇いて水を欲しくなる」という行動が浸透圧に関係しているということがわかりましたね。

POINT

- 細胞外液の浸透圧はNaClで規定されている（血漿浸透圧〈mOsm/L〉≒血清Na濃度×2）。
- 塩分（NaCl）を摂取することで細胞外液の浸透圧が高まり、水分摂取量が増える。

5 1日に必要なカロリー、ビタミン、電解質はどのくらい？

電解質の役割をおさえる

1日のエネルギー必要量（kcal）

　私たち人間が身体の機能を維持するためには、適切な水分と栄養を摂取する必要があります。栄養管理をするうえで基本的なのは**5大栄養素**です。

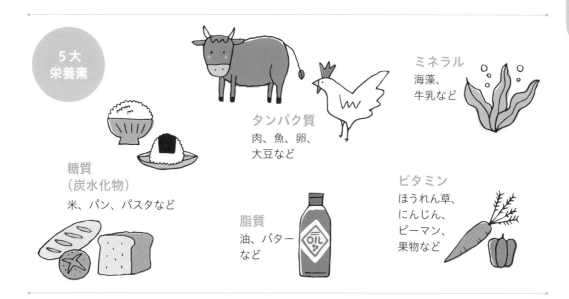

5大
栄養素

タンパク質
肉、魚、卵、
大豆など

ミネラル
海藻、
牛乳など

糖質
（炭水化物）
米、パン、パスタなど

脂質
油、バター
など

ビタミン
ほうれん草、
にんじん、
ピーマン、
果物など

　まず、人間のエネルギーですが、炭水化物、タンパク質、脂質から主にエネルギーを摂取します。それぞれに1gあたりのカロリーが違うのは知っていると思います。

炭水化物1g　＝　4 kcal（カロリー）
タンパク質1g　＝　4 kcal（カロリー）
脂質1g　＝　9 kcal（カロリー）

　ヒトの身体は、これらの食物成分をバランスよく摂取することでエネルギーに変換しています。具体的には「経静脈栄養法」の項→ P.32で解説しますが、本項ではおおまかに1日のエネルギー必要量（kcal）について示します。

浸透圧・電解質の役割

Part 1

さて、人間の1日に必要な水分量のハナシはすでにしましたが → P.4 、1日のエネルギー必要量（kcal）はどのくらいなのでしょうか？……答えはなんと、

1日のエネルギー必要量（kcal）＝25〜30kcal/kg/日

これは
覚えやすい！

となります。1日に必要な水分量と同じ数字だと覚えておけば、計算も楽ですね。

この1日のエネルギー必要量（kcal）を算出する目的は、主に中心静脈栄養（TPN）を主体とした栄養療法を行うときに必要となるからです。しかし、ICU入室中は必ずしもフルカロリー（1日の目標投与カロリー）を投与できる患者ばかりではないため、最低限投与したいカロリーというのも知っておくとよいでしょう → P.33 。

そのほか、私たちの身体機能を維持していくうえで必要な要素についても解説していきましょう。
身体の機能を維持するのは、何もエネルギーだけではありません。ビタミンやミネラルも重要な役割を果たします。以下に、それぞれの役割をみていきます。

ビタミン

ビタミンは、エネルギー産生栄養素である糖質・脂質・タンパク質の代謝を円滑に進めて、潤滑油のようなはたらきをする栄養素です。身体のなかで合成できないので、体外から摂取する必要があります。

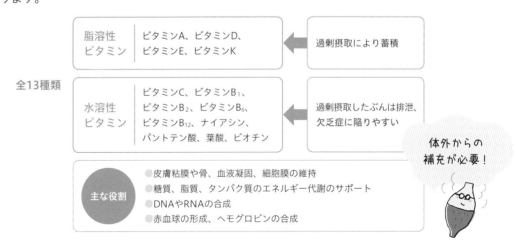

ICUでは、TPNなどの総合栄養が投与されていない場合は、ビタミン欠乏に陥りやすいです。
特に、**ビタミンB$_1$が欠乏すると、脳や神経に異常が生じることでウェルニッケ脳症や脚気**などを生じます。術後、細胞外液投与を行っている時期には、一緒にビタミン製剤（1A/日）が混注されて

いる指示を見かけるのではないでしょうか？ 急性期治療のなかでも、ビタミン補充は必要なのでチェックしていきましょう。

とある1日の持続輸液指示（一例）

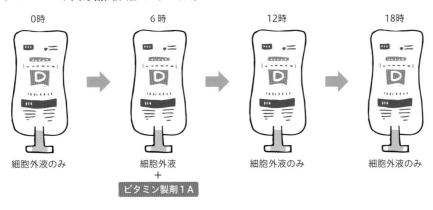

0時	6時	12時	18時
細胞外液のみ	細胞外液 ＋ ビタミン製剤1A	細胞外液のみ	細胞外液のみ

電解質（ミネラル）

輸液投与における**電解質（NaとK）の1日必要量（mEq/日）**は以下になります。

> ナトリウム（Na） ： 約70〜100mEq/日
> カリウム（K） ： 約40〜60mEq/日

さて、ここで**mEq（ミリイクイバレント）**という単位が出てきました。これは溶液のなかで電離する電解質の量を示す単位で、**mEq/Lは溶液1L中に存在する電解質の濃度**を示しています。臨床では、「**メック**」という呼び方のほうが聞き慣れているかもしれませんね。

ちなみに、Na、Kそれぞれの1gあたりの電解質の量は以下になります。

> Na（1g） ＝ 17mEq
> K（1g） ＝ 13mEq

ということで、輸液投与における**電解質（NaとK）の1日必要量（g）**は以下になります。

> Na 4〜6 （g） ＝ 70〜100mEq ÷ 17mEq
> K 3〜4.6（g） ＝ 40〜 60mEq ÷ 13mEq

本項で学ぶ「電解質」とは、溶媒中に溶解した際に陽イオンと陰イオンに電離する物質のことです。

私たちの身の回りにある物質は、たくさんの「分子」の集合体です。その小さな分子は「原子」というもので構成されており、さらにその原子に何らかの刺激が加わると、原子が電気を帯びるようになります。**原子が電気を帯びた状態を「イオン」といいますが、このときにプラスの電気を帯びたものが陽イオン、マイナスの電気を帯びたものが陰イオン**になります。

イオンのイメージ（水素イオンの例）

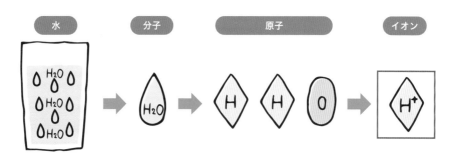

下図は、細胞内、細胞外（間質、血管）における電解質組成になります。**細胞内はK、細胞外はNa、Cl（クロール）**が多くを占めていることがわかります。これは、電解質補正をするうえで重要な知識です。

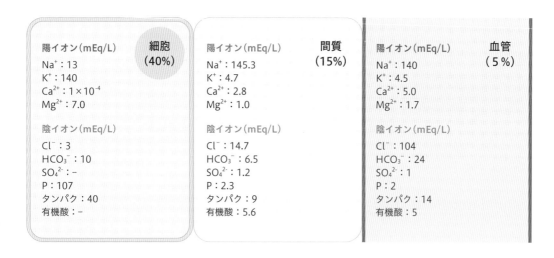

陽イオン（mEq/L）	細胞（40%）
Na⁺ : 13	
K⁺ : 140	
Ca²⁺ : 1×10⁻⁴	
Mg²⁺ : 7.0	

陽イオン（mEq/L）　細胞（40%）
Na$^+$：13
K$^+$：140
Ca^{2+}：1×10^{-4}
Mg^{2+}：7.0

陰イオン（mEq/L）
Cl$^-$：3
HCO$_3^-$：10
SO$_4^{2-}$：−
P：107
タンパク：40
有機酸：−

陽イオン（mEq/L）　間質（15%）
Na$^+$：145.3
K$^+$：4.7
Ca^{2+}：2.8
Mg^{2+}：1.0

陰イオン（mEq/L）
Cl$^-$：14.7
HCO$_3^-$：6.5
SO$_4^{2-}$：1.2
P：2.3
タンパク：9
有機酸：5.6

陽イオン（mEq/L）　血管（5%）
Na$^+$：140
K$^+$：4.5
Ca^{2+}：5.0
Mg^{2+}：1.7

陰イオン（mEq/L）
Cl$^-$：104
HCO$_3^-$：24
SO$_4^{2-}$：1
P：2
タンパク：14
有機酸：5

Na、Kについては、それぞれPart 3 → P.82 で具体的に解説するので、ここではCl、Ca（カルシウム）、Mg（マグネシウム）、P（リン）について簡単に解説します。

主な電解質の役割

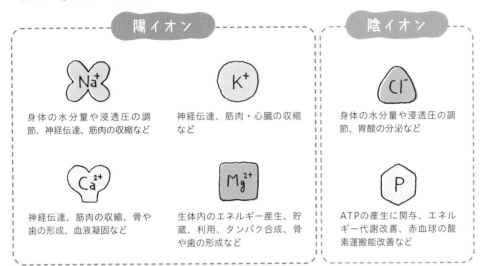

陽イオン

Na⁺
身体の水分量や浸透圧の調節、神経伝達、筋肉の収縮など

K⁺
神経伝達、筋肉・心臓の収縮など

Ca²⁺
神経伝達、筋肉の収縮、骨や歯の形成、血液凝固など

Mg²⁺
生体内のエネルギー産生、貯蔵、利用、タンパク合成、骨や歯の形成など

陰イオン

Cl⁻
身体の水分量や浸透圧の調節、胃酸の分泌など

P
ATPの産生に関与、エネルギー代謝改善、赤血球の酸素運搬能改善など

1 クロール(Cl)

高Na食や生理食塩液などのNaClの含有が多い輸液製剤を、単独で多量もしくは長期に投与していると、高Cl血症になる恐れがあります。代謝性アシデミアに傾くと、HCO_3^-という血管内電解質の陰イオンが減少するので、陰イオン総量のバランスをとるために代償性にClが増加します。逆に、呼吸性アシデミアに傾くと、腎臓でのHCO_3^-再吸収が起こるため、血清HCO_3^-は増加し、Clは低下します。

低Cl血症に傾く原因の多くは、嘔吐、胃液吸引、利尿薬の過剰投与によるものです。

2 カルシウム(Ca)

血清Caの多くはアルブミンと結合しているため、低アルブミン血症の患者の場合は低い値で示されます。補正Ca値を参照しましょう。

高Ca血症の症状は、意識障害、口渇、脱水、消化器症状が挙げられます。治療は、❶生理食塩液＋利尿薬投与、❷カルシトニン製剤、ビスホスホネート製剤投与のいずれかです。

3 マグネシウム(Mg)

低Mg血症(Mg<1.5mg/dL)は主に重症の入院患者にみられます。Mg<1.0mg/dLだと不整脈(QT延長をきたし、致死性不整脈を誘引)、けいれん、昏睡、死に至ることもあり、長期中心静脈栄養の患者はしばしば低Mg血症に陥るため、注意が必要です。

Mgは必須元素であり、定期的なチェックが不可欠です。

4 リン(P)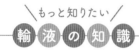

　低リン血症では、心不全症状や中枢神経症状を呈します。栄養輸液や経腸栄養を開始するときにICUにおいて注意すべきこととして、飢餓状態で食事摂取を行うことで生じる「リフィーディング症候群」があります。Part 3 →P.140 で具体的に解説しますが、Mg同様、定期的なチェックが欠かせません。

> **POINT**
> ● 1日のエネルギー必要量(kcal)＝25～30kcal/kg/日で覚えておく。
> ● ICUという特殊環境では、ビタミン不足、電解質異常に陥りやすいことを念頭に置いて、輸液管理を行う。

\もっと知りたい/
輸 液 の 知 識

アシデミアとアルカレミア

　水素イオン指数のことをpHといいます。水素イオン濃度が高いほど**pHは低くなり**（＝**酸性に傾く**）、水素イオン濃度が低いほど**pHは高くなります**（＝**アルカリ性に傾く**）。

　生体の体液（血液、組織液など）は通常7.35～7.45に維持されています。**pHが酸性になっていること**（体内に酸が過剰に存在していること）を**アシデミア**、**アルカリ性になっていること**（体内の酸が減少していること）を**アルカレミア**といいます。臨床でよく耳にする「アシドーシス」という言葉は、体内に酸が過剰に蓄積する病態があることを示しており、「アルカローシス」はアルカリに傾く病態が存在していることを示します。

　pHを酸性に傾けるのは水素イオン(H^+)なのですが、酸塩基平衡を語るうえでは、「酸＝水素イオンを放出する物質」「塩基(塩基が溶液中に溶けるとアルカリになる)＝水素イオンを受け取る物質」になります。最も重要な緩衝系がHCO_3/CO_2であるため、この2つの値を指標に酸塩基平衡を確認しています。

$$H^+ + HCO_3^- \Leftrightarrow H_2CO_3 \Leftrightarrow CO_2 + H_2O$$

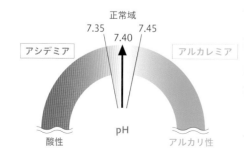

pH	HCO_3^-	$PaCO_2$	
<7.35 アシデミア	↑	↑	呼吸性アシデミア
	↓	↓	代謝性アシデミア
>7.45 アルカレミア	↓	↓	呼吸性アルカレミア
	↑	↑	代謝性アルカレミア

→P.65 を参照

6 輸液って、何を投与すればよいの？
輸液製剤の種類と目的

　輸液の種類は山ほどあります。医師が何を考えて処方しているのか把握するために、それぞれ得意としていること、特徴を理解しておきましょう。

　まず、輸液は大きく2つに分けられます。**等張電解質輸液、低張電解質輸液**です。そのほか、特殊製剤として輸血用血液製剤、膠質液（アルブミン製剤、人工膠質液）などがありますが、ここでとりあげるのは主に等張電解質輸液、低張電解質輸液です。

主な輸液の分類

				水を入れたい場所
晶質液	水分輸液		5％ブドウ糖液 → P.20	**基本❶** 細胞内・細胞外
	電解質輸液 → P.21	等張電解質輸液（細胞外液補充液）	生理食塩液	**基本❷** 細胞外
			リンゲル液	
			乳酸リンゲル液	
			酢酸リンゲル液	
			重炭酸リンゲル液　など	
		低張電解質輸液（維持液類）	1号液（開始液）	**基本❶＆❷のミックス** 細胞内・細胞外（割合はそれぞれ異なる）
			2号液（脱水補給液）	
			3号液（維持液）	
			4号液（術後回復液）	
輸血用血液製剤 → P.28		赤血球製剤		
		血小板製剤		
		新鮮凍結血漿製剤		
膠質液 → P.30		アルブミン製剤	5％、20％、25％	
		人工膠質液	ヒドロキシエチルデンプン含有(HES)製剤	
			デキストラン	
栄養輸液 → P.32		高カロリー輸液		
		アミノ酸輸液		
		脂肪乳剤 → P.37		

電解質輸液を語るうえで外せない2つの輸液
（5％ブドウ糖液と生理食塩液）

前提として、5％ブドウ糖液と生理食塩液(等張電解質輸液)について知る必要があります。

1　5％ブドウ糖液

　まず、5％ブドウ糖液とは電解質の入っていない「水」のことで、**自由水**とも呼びます。正確には、浸透圧を調整するための糖分が入っているのですが、糖分は身体に入った後すぐにエネルギーとして代謝されて、「水」と二酸化炭素になります。投与後は、**細胞内と細胞外に均等に分布**します。

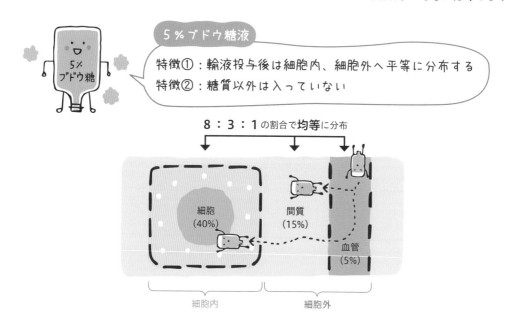

5％ブドウ糖液

特徴①：輸液投与後は細胞内、細胞外へ平等に分布する
特徴②：糖質以外は入っていない

8：3：1 の割合で**均等**に分布

細胞
(40%)

間質
(15%)

血管
(5%)

細胞内　　　細胞外

2 生理食塩液（等張電解質輸液）

次に生理食塩液ですが、これはヒトの**細胞外(間質、血管内)の浸透圧と同じ**になるように生理的に調整された輸液を指します。「等張電解質輸液」→ P.23 として区分され、その仲間には乳酸や酢酸、重炭酸などで浸透圧を調整された輸液としてラクトリンゲル液やソルアセト®、ビカーボン® などがあります。

細胞外液にあわせて浸透圧を調整されているので、**細胞外だけに分布**します。

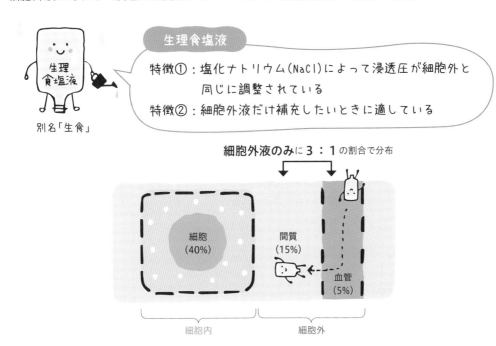

生理食塩液

特徴①：塩化ナトリウム(NaCl)によって浸透圧が細胞外と
　　　　同じに調整されている

特徴②：細胞外液だけ補充したいときに適している

別名「生食」

細胞外液のみに3：1の割合で分布

細胞
(40%)

間質
(15%)

血管
(5%)

細胞内　　　　細胞外

輸液の基本はこの2つから成り立ちます。要するに、輸液には**細胞内と細胞外どちらにも「水」を入れたいときの輸液**と、**細胞外を中心に「水」を入れたいときの輸液**があるんですね。

低張電解質輸液（似ているけれど少し違う4つ子）

さて、次は2つの基本の輸液の特徴がミックスされた4つ子のハナシです。登場するのはこの4人！

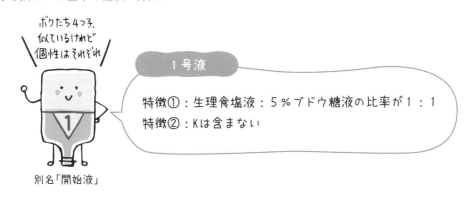

ボクたち4つ子、
似ているけれど
個性はそれぞれ

1号液

特徴①：生理食塩液：5％ブドウ糖液の比率が1：1

特徴②：Kは含まない

別名「開始液」

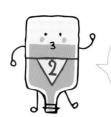

2号液

特徴①：生理食塩液：５％ブドウ糖液の比率が１：２
特徴②：Kを含む

別名「脱水補充液」

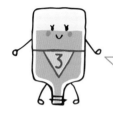

3号液

特徴①：生理食塩液：５％ブドウ糖液の比率が１：３
特徴②：Kを含む
特徴③：水分と電解質補充に適している

別名「維持液」

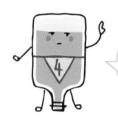

4号液

特徴①：生理食塩液：５％ブドウ糖液の比率が１：４
特徴②：Kを含まない

別名「術後回復液」

　４つ子（１〜４号液）の特徴の違いは、生理食塩液と５％ブドウ糖液の比率と、電解質配合の違いだけです。比率が違うということは、それぞれに細胞内と細胞外に分布する割合が違うということですね。

細胞外（間質・血管内）への分布の割合

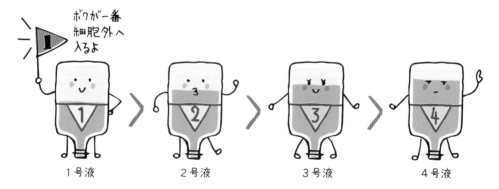

ボクが一番
細胞外へ
入るよ

１号液 ＞ ２号液 ＞ ３号液 ＞ ４号液

　生理食塩液、５％ブドウ糖液、１〜４号液それぞれの組成の違いをみてみると、細胞外液の浸透圧を決定するNaClの濃度やKの混入有無が多少違うのと、浸透圧を調整するために入っている糖の濃度に違いがありますね。

種類	糖(%)	電解質(mEq/L)					その他 (mEq/L)
		Na$^+$	K$^+$	Ca^{2+}	Mg^{2+}	Cl$^-$	
生理食塩液	—	154	—	—	—	154	—
5%ブドウ糖液	5	—	—	—	—	—	—
1号液	2.6	90	—	—	—	70	乳酸20
2号液 低張電解質輸液	3.2	84	20	—	—	35	酢酸20
3号液	4.3	35	20	—	—	35	酢酸20
4号液	4.3	30	—	—	—	20	重炭酸10

等張電解質輸液

生理食塩液の項目 → P.21 で少し述べましたが、等張電解質輸液は細胞外(間質・血管内)の浸透圧とほぼ同じに調整された輸液を指します。それぞれに浸透圧を調整するための組成に若干の違いはありますが、ほぼ同じと考えて大丈夫です。

種類 (主な製品名)	糖(%)	電解質(mEq/L)					その他 (mEq/L)
		Na$^+$	K$^+$	Ca^{2+}	Mg^{2+}	Cl$^-$	
生理食塩液	—	154	—	—	—	154	—
リンゲル液 (ラクトリンゲル)	—	130	4	2.7	—	109	乳酸28
酢酸リンゲル液 (ソルアセト®F)	—	130	4	3	—	109	酢酸28
ブドウ糖加酢酸リンゲル液 (ヴィーン®D)	5	130	4	3	—	109	乳酸20
重炭酸リンゲル液 (ビカーボン®)	1	135	4	3	2	109	重炭酸25

乳酸、酢酸は血管内に入ると重炭酸(HCO$_3^-$)というアルカリ成分に代謝されます。重炭酸(HCO$_3^-$)の入っていない製剤を大量に投与すると、酸塩基平衡が崩れる(代謝性アシドーシスの助長)ため、このような調製がなされています。

実際に血管内に入る「水」はどのくらい？

さて、それぞれの輸液の種類と特徴について述べてきましたが、細胞内と細胞外（間質・血管内）に分布する量がどのくらいなのかのイメージが固まるように、5％ブドウ糖液と細胞外液補充液（等張電解質輸液）を投与した際の分布について解説していきましょう。

5％ブドウ糖液を1L投与したときの血管内の分布量

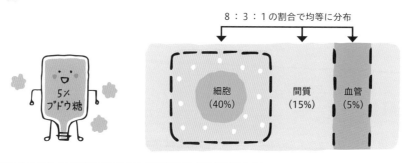

5％ブドウ糖液 1L（1,000mL）≒ 細胞内：666mL + 細胞外：333mL（8：3 + 1）
間質：250mL + 血管内：83mL（3：1）
答え：血管内に残る「水」の量は83mL

細胞外液補充液1Lを投与したときの血管内の分布量

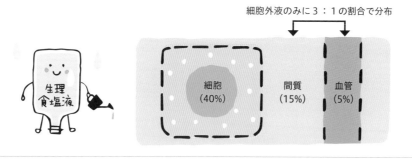

細胞外液補充液 1L（1,000mL）= 細胞内：0mL + 細胞外：1,000mL（8：3 + 1）
間質：750mL + 血管内：250mL（3：1）
答え：血管内に残る「水」の量は250mL

POINT

- 低張電解質輸液、等張電解質輸液それぞれに特徴があるが、主な違いは生理食塩液と5％ブドウ糖液の比率と電解質の違いである。
- それぞれの輸液の特徴を知ることで、さまざまなシチュエーションに応じた輸液選択が可能となる。

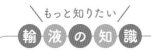
輸液安全係数って何?
ハーフコレクト

　みなさんは「ハーフコレクト」という言葉を聞いたことがあるでしょうか? ハーフ(半分)＋コレクト(修正する)なので、半分だけ治療するといった意味になります。

　例えば、もともと体重60kgの人がいたとします。何らかの理由で食事・飲水が困難になったため体重が2kg低下してしまったので、点滴ラインをとって輸液負荷をすることになりました。

　このとき、**選択肢❶は不足分を1日で補正する案、選択肢❷は不足分の半分を補正する案**です。どちらの選択肢が「患者にとって安全か」という観点で考えてみましょう。

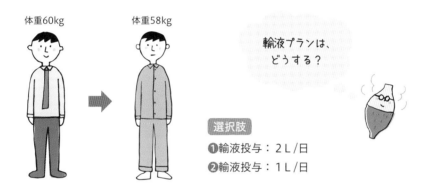

体重60kg　　体重58kg

輸液プランは、どうする?

選択肢
❶輸液投与：2L/日
❷輸液投与：1L/日

　正解は、「**❷輸液投与1L/日で、不足分の半分を補正して、とりあえず経過をみてみましょう。＝ハーフコレクトを実施する**」になります。

　このハーフコレクトは、**輸液安全係数**という考え方に基づいています。

輸液安全係数

$$実際の輸液投与量＝維持量＋欠乏量×1/2 \text{ or } 1/3＋(予測排泄量)$$

　回避したいことは、「急速輸液・過剰輸液による呼吸循環への悪影響」です。仮に、❶不足分を1日で補正する案を採用したとしましょう。健康で通常の生活を送っている人であれば、2L程度の輸液を投与しても何ら問題はありません。適正な体液量を維持するために「尿」として体外へ排泄されます。しかし、私たちが対象とする人は何らかの疾患に罹患していて、集中治療室(intensive care unit：ICU)での管理を必要としている患者です。

　例えば、心機能が低下している患者であれば、急速もしくは過剰な輸液は前負荷増大による心負荷につながります→P.118。腎機能が低下している患者であれば、腎臓や糸球体での尿の生成や排泄がうまくできないため体液貯留につながります→P.126。

　心機能が低下している患者への輸液による影響については後ほど詳細に示しますが、簡易的な説明としては次ページ図のようになります。

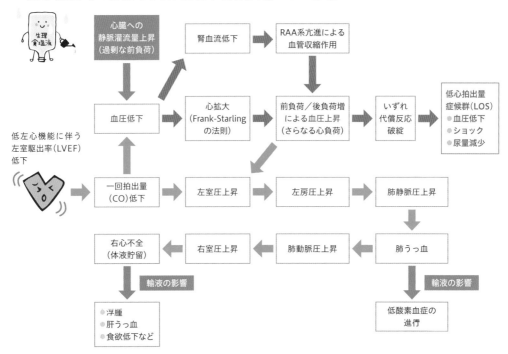

低心機能時の急速もしくは過剰な輸液負荷による影響

心筋梗塞後の左室壁運動異常などにより左室駆出率(ejection fraction：EF)が低下している場合、急速もしくは過剰な輸液は心負荷につながります。効果的に血液を駆出できないため、**肺うっ血**や**体液貯留**につながりかねません。また、心機能低下だけでなく弁膜症などの合併症をきたしている場合、その傾向はより強くなります。

加えて、**輸液による補正は、水分バランスだけではなく、電解質やエネルギーの補正にも用いられます。**このときも同様で、目標となる電解質やエネルギー量に向けて、最初から不足分すべてを補うと、電解質異常に伴う合併症や高血糖を引き起こすリスクもあります。**徐々に経過をみながら補正をしていく**のがよい選択といえるでしょう。

これらより、**ハーフコレクトで治療を開始して、「合併症のないように経過を見守りながら徐々に補正していく」**といった考え方は、**患者の安全にとって重要**です。特に、一度維持輸液のなかに混注してしまった電解質製剤などは抜くことができないため、本当にこの輸液投与で大丈夫かな？ といったん立ち止まれると医師に疑義照会も可能になりますね。

7 特殊な製剤や点滴には何があるの？

輸血用血液製剤、膠質液（アルブミン製剤、人工膠質液など）

これまでに、基本的な輸液として生理食塩液や5％ブドウ糖液、そして等張電解質輸液（細胞外液補充液）、低張電解質輸液（維持液類）を学んできました。ここでは、それ以外の特殊な点滴を紹介していきます。

みなさんは、輸血用血液製剤（赤血球・血小板・新鮮凍結血漿）や膠質液（アルブミン製剤、人工膠質液）などを使用したことがあるでしょう。これら特殊な製剤の一番の特徴は、**特殊な条件下でない限り、ほぼすべて血漿中に分布する**ということです。これらの特殊製剤は、血圧低下などの緊急時に血漿のみに分布し、血管内にとどまり、影響を及ぼします。

膠質液の種類としては、人から採取し生成されたアルブミン製剤、人工的に生成された人工膠質液（デキストラン製剤、ヒドロキシエチルデンプン含有〈HES〉製剤など）があります。人工膠質液はアルブミンのように分子量の大きい物質が含まれているため、**血漿中の浸透圧を高めることで血漿中の容量を増やす作用**があります。しかし、**尿細管障害などの副作用もあるため使用には注意が必要**です。それぞれの製剤について解説します。

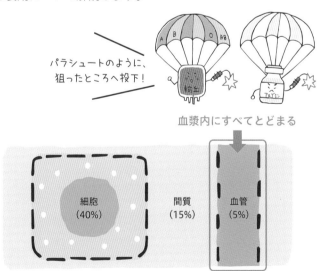

パラシュートのように、狙ったところへ投下！

血漿内にすべてとどまる

細胞（40%）　間質（15%）　血管（5%）

Part 1 輸液製剤の種類と目的・輸血用血液製剤、膠質液

27

輸血用血液製剤（赤血球・血小板・新鮮凍結血漿）

はじめに、輸血を行ううえでの注意点をおさえておきましょう。

ヒトの血液にはいくつかの血液型があり、輸血を実施するうえでは「**赤血球の膜表面にある**抗原**と血漿中の**抗体**を検査しているABO式**」「**強い抗原の保有有無を検査しているRh式**」という検査が臨床的に重要です。また、移植や効果的な血小板輸血を行うために「**白血球型（HLA型）**」が重要になることもあります。誤った血液型を輸血することで、血液型不適合反応として凝集反応（抗原抗体反応）を引き起こす可能性があるため注意が必要です。

輸血用血液製剤は、文字どおり「血液」なので、投与したすべてが血管内に分布し、血管内の循環血漿量を確実に増加させます。一方で副作用も多く、注意が必要な製剤であるため、すべての施設で輸血療法委員会によるマニュアル整備や情報共有が定期的になされているはずです。そして、日々の臨床のなかでは、これらマニュアルに準じた実施やダブルチェックなどが行われていることでしょう。

1 輸血の副作用

輸血に伴う副作用として、アレルギー反応や発熱、紅斑、下痢、肝障害、顆粒球減少症を伴う移植片対宿主病（graft versus host disease：GVHD）などを呈する可能性もあります。重篤な急性反応としては、アナフィラキシー反応や輸血関連急性肺障害（transfusion-related acute lung injury：TRALI）、輸血関連循環過負荷（transfusion-associated circulatory overload：TACO）なども挙げられます。

	TRALI	TACO
特徴	輸血後6時間以内に起こる**非心原性肺水腫による呼吸不全**	輸血に伴う過剰な負荷により、**心不全が引き起こされる**
原因	白血球抗体が血管内皮細胞などと反応し、肺の毛細血管内皮細胞の透過性が亢進するためと考えられている[1]	患者の心機能、腎機能、肺機能などが低下している状態に対して、輸血による循環血漿量増大または急速な輸血速度による過剰な負荷が引き金となる
症状	輸血後6時間以内に生じる急激な呼吸障害（PaO_2 60Torr以下、呼吸数の増加、呼吸補助筋の使用、奇異呼吸など）	**心原性肺水腫から呼吸困難をきたす**
対応	輸血開始後に急激な呼吸不全に陥った場合は、ただちに輸血を中止して酸素投与などの呼吸管理を行う	発症が疑われる場合はただちに輸血を中止し、酸素投与や呼吸管理を行うとともに、心不全の治療に準じた適切な処置（利尿薬の投与など）を行う

TACOの危険因子

- 心障害
- 腎障害
- 低アルブミン血症
- 輸血前からの循環過負荷（輸血・輸液過剰）
- 高齢者（特に70歳以上）
- 低体重患者

日本赤十字社：TRALI/TACO,輸血の副作用 非溶血性副作用. https://www.jrc.or.jp/mr/reaction/non_hemolytic/trali_taco/ （2023.1.10.アクセス）より引用

2 輸血用血液製剤の投与方法

　輸血用血液製剤は**単独投与が原則**です。他薬剤と混合することで血漿成分が凝固する恐れがあります。普段の臨床でも、同一ルートから投与する際には生理食塩液で前後のフラッシュをしていると思いますが、このような理由があるためです。そして、いずれの輸血用血液製剤も**通常輸液とは別の専用ルートを用います**。

赤血球製剤（RBC）

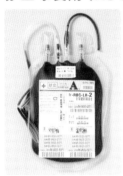

適応
● 出血や消耗性変化などで血漿中の赤血球が不足した患者、もしくは造血機能不全に陥った患者
● 外傷などの特殊な病態においては、通常輸液よりも輸血が優先されることもある
→ P.96

投与時のポイント
● 上記の副作用のほかに、高カリウム血症を呈するリスクがある
● 透析患者や高カリウム血症に注意が必要な電解質異常がある場合は、**専用のカリウム除去フィルターを使用する**必要があるため確認が必要

血小板製剤（PC）

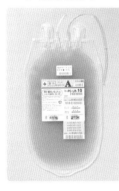

適応
● 血小板減少症を伴う疾患や消耗性に血小板数が低下している患者

投与時のポイント
● 血小板はまれに輸血バッグ内で凝固などの異常を呈することがあるため、**投与前に輸血バッグ内を観察し、凝固物の浮遊がないかなどの外観を確認**
● 血小板の形態が良好に保たれている場合は、バッグを軽く振って攪拌させると「**スワーリング**」[2]という渦巻き状の動きが確認される。簡便な検査なので病棟に持ち帰ってきてルートをつなげる前に確認するとよい

> スワーリングは、蛍光灯の光にかざして行うと、観察しやすくなるよ♪

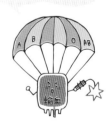

新鮮凍結血漿製剤（FFP）

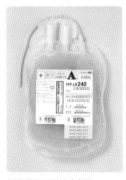

適応
● 何らかの凝固障害による出血や出血傾向のある患者、または手術を行う患者

投与時のポイント
● 病院へ搬入されて払い出される直前まで凍った状態で保管されているため、輸血センターでは輸血オーダーが入ってから恒温水槽（30〜37℃）などで融解後に払い出される。そのため、**融解後はただちに使用することが原則**
● もし、ただちに使用できない場合は、2〜6℃で保管したうえで24時間以内に使用（自施設の輸血センターに連絡し、指示を仰ぐとよい）

（画像提供：日本赤十字社）

膠質液（アルブミン製剤、人工膠質液）

1 アルブミン製剤

アルブミンは血漿タンパクのうち約60％を占めているタンパク質で、**血管内に水を保持する（浸透圧を高める）はたらき**があります。このはたらきにより、血管内の循環血漿量や体内での水分の量を調整してくれています。

血中アルブミン値が低下すると、血管内の循環血漿量が少なくなり、血管外に水分が貯留して胸水・腹水などをきたします。

さて、ここで「いやいや、**細胞外液の浸透圧を形成しているのはほぼNaとCl** →P.11 だと言ったじゃないか」と思っている読者は記憶力がすばらしいですね。アルブミンも浸透圧を調整するのか？ と思いますよね。じつは、浸透圧には生理食塩液や細胞外液補充液などにおいて、NaClをはじめとする電解質に規定される「**晶質浸透圧**」と、アルブミン製剤や人工膠質液などのコロイド成分で規定される「**膠質浸透圧**」の２種類があるのです。

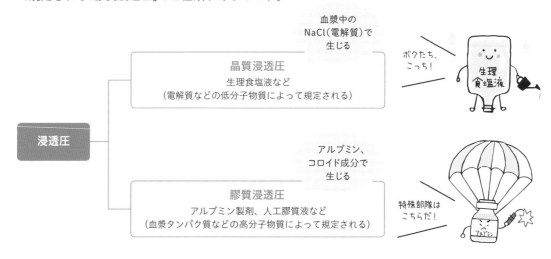

これら血漿中の浸透圧を維持・高める効果をもつ**アルブミン製剤は、アルブミンの喪失（熱傷、ネフローゼ症候群など）およびアルブミン合成低下（肝硬変症など）による低アルブミン血症、出血性ショックなどの患者に用いられ、循環血漿量の維持に効果を示します。**

アルブミン製剤を使用するうえでのデメリットとしては、何より「高価」だということが挙げられます。かつ、確かに循環血漿量を増やしてくれるものの、細胞外液補充液や人工膠質液と比較した場合の有益性や救命率向上のエビデンスは乏しい[3]といった背景もあります。

膠質のアルブミンは、晶質のNaClと比べると、分子がとても大きい！

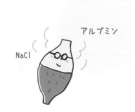

2　人工膠質液

　人工膠質液(コロイド製剤)は、代用血漿輸液としてヒドロキシエチルデンプン(HES)などにより浸透圧を高めた製剤です。アルブミン同様に血管内のみに留まるため、急な出血などで血液が失われて血圧が維持できないときに、循環血漿量を補うことでショック状態からの離脱に役立ちます。

　しかし、あくまで**「代用血漿」として輸血用血液製剤が届くまでの不安定な循環動態を乗り切るための製剤**という認識がよいでしょう。人工膠質液は循環血漿量を増加させる一方で、多量投与により血液が希釈されて凝固異常を呈するリスクがあります。また、重症敗血症患者にHES製剤を使用した場合、酢酸リンゲル液を使用した場合と比較して投与後90日時点での死亡のリスクが増加し、腎代替療法を要した患者の割合が高かったとの報告[4]があります。これは、腎臓での尿細管障害を呈するためと考えられています。

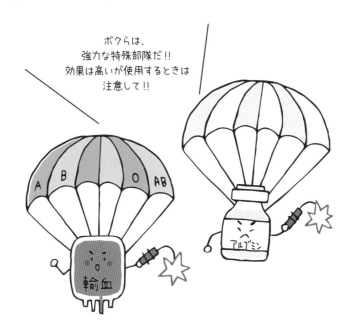

ボクらは、
強力な特殊部隊だ!!
効果は高いが使用するときは
注意して!!

POINT

💧 輸血療法は、循環血漿量低下や凝固因子不足を呈している患者に対して効果的な治療法であるが、副作用の理解やモニタリングなどの適正使用が重要である。

💧 アルブミン製剤や人工膠質液は、低アルブミン血症や急な出血などで血管内水分が失われたときに循環血漿量を補うことで血圧を維持できる。しかし、エビデンスに乏しく、多量使用によっては有害事象のリスクもあるため、病態に応じた使用を検討する。

8 栄養たっぷりの高カロリー輸液って何？

経静脈栄養法（PPN／TPN）、投与における注意点など

経静脈栄養法（PPN／TPN）を投与するタイミング

栄養投与方法は「経腸栄養」「経静脈栄養法」の2種類に大別されます。

経静脈栄養法を選択する状況は、**消化器が安全に機能していない（腸管が使用できない、もしくは腸管のみでは必要な栄養量を投与できない）場合のみに限ります**[5]。腸管が使用できる患者は経腸栄養が優先される、というのが原則です。

経静脈栄養法では、以下の2つが選択できます。まずはこれらの違いをみてみましょう。

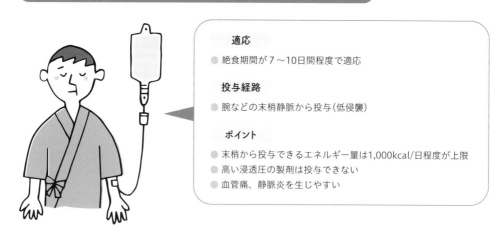

末梢静脈栄養（peripheral parenteral nutrition：PPN）

適応
- 絶食期間が7〜10日間程度で適応

投与経路
- 腕などの末梢静脈から投与（低侵襲）

ポイント
- 末梢から投与できるエネルギー量は1,000kcal/日程度が上限
- 高い浸透圧の製剤は投与できない
- 血管痛、静脈炎を生じやすい

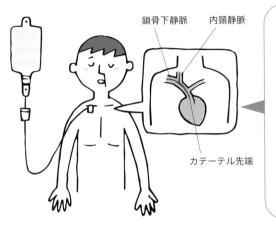

中心静脈栄養（total parenteral nutrition：TPN）

鎖骨下静脈　内頸静脈

カテーテル先端

適応
- PPNでの管理が10日～2週間を超えると判断される場合に適応（状況に応じて開始の判断は前後する）

投与経路
- 内頸静脈／鎖骨下静脈などの中心静脈から投与（高侵襲）

ポイント
- 血流豊富な血管内に留置されるため、糖濃度の高い（高浸透圧）製剤が投与できる（栄養投与量に制限がない）
- カテーテル関連血流感染（catheter related blood stream infection：CRBSI）に注意が必要

十分な栄養投与を行いたい場合はTPNが望ましいですが、高侵襲、かつ感染リスクの高さ → P.40 などが影響するため、患者の病態や経過などの状況に応じて選択することが必要です。

TPNのメニューを考える ❶水分と投与カロリー

TPNでは1日に必要な糖質（炭水化物）、タンパク質（アミノ酸）、脂質、電解質（Na、K、Cl、Mg、Ca、P）、微量元素およびビタミン、そして水分が担保されるような組成と量を検討していきます。

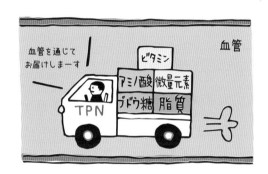

必要な水分量、必要なエネルギー量（kcal）はこれまで述べてきたとおりです。

> - **1日に必要な水分量：25～30mL/kg/日**
> - **1日のエネルギー必要量（kcal）＝25～30kcal/kg/日**

　本書ではエネルギー必要量（kcal）を理解しやすいようにざっくりとした計算で示していますが、Harris-Benedictの式 → P.34 による基礎代謝量を計算している施設では、侵襲の程度（ストレス係数）や活動度 → P.34 に応じたエネルギー量をそのつど算出していると思います。Harris-Benedictの特徴として、高齢者ほど高めに算出されることは理解しておく必要があります。
　水分量に関しては、循環動態やIN/OUTバランスに応じて、適宜検討していくとよいでしょう。

Harris-Benedictの式	基礎エネルギー消費量(BEE)(kcal/日)= 男性：66.5 + (13.8 × 体重kg) + (5.0 × 身長cm) − (6.8 × 年齢) 女性：655.1 + (9.6 × 体重kg) + (1.8 × 身長cm) − (4.7 × 年齢)

ストレス係数と活動度（係数）

エネルギー必要量(kcal/日) ＝ 基礎エネルギー消費量(BEE) × 活動係数 × ストレス係数

ストレス係数	小手術	1.00〜1.10
	長管骨骨折	1.15〜1.30
	がん	1.10〜1.30
	腹膜炎／敗血症	1.10〜1.30
	重度の感染症／多発外傷	1.20〜1.40
	多臓器不全	1.20〜1.40
	熱傷	1.20〜1.40
活動度(係数)	寝たきり	1.2
	離床可能	1.3

　筆者は、臨床でHarris-Benedictの式による計算を使用していませんが、「簡易式(25〜30kcal/kg/日)」「Harris-Benedictの式」どちらを用いてもよいと考えています。いずれにしても重要なのは、以下3つです。

① 徐々にフルカロリーをめざしていくこと
② 投与後の変化や推移を正しくモニタリングして評価していくこと
③ 多職種でディスカッションして検討すること

コレが大事！

　実際の臨床では、簡易式を用いたとしても「**高侵襲状態にさらされている急性期の患者なので35kcal/kg/日を目標に栄養管理していきましょう。でも、高血糖になってはいけないのでエルネオパ1号1,000mLから開始して、血糖や電解質の推移を注意していきましょう**」などのディスカッションのもと、栄養管理を行っています。患者の背景や病態、経過次第では、たとえ正しい計算式で導かれた栄養投与でも有害事象をきたす場合があるため、ダイナミックに変化していく患者を前にしたときにベストな正解などあってないようなものです。

　唯一信頼できる正解は、「**多職種ディスカッションのもとトライアル＆エラーによる投与を行い、投与後の評価をしながら最適解をめざす！**」だと考えます。

TPNのメニューを考える ❷5大栄養素

　次は、調剤されている高カロリー輸液セットではなく、オーダーメイドでTPNを作成する際に必要な知識について解説していきます。水分とカロリーの話は前述したとおりなので、ここでは5大栄養素のバランスについて解説していきます。

　❶で投与カロリーが算出されれば、その後は糖質（炭水化物）、タンパク質（アミノ酸）、脂質それぞれの投与カロリー内の内訳を算出していきます。

糖質（炭水化物）

$$ブドウ糖の必要量＝1日のエネルギー必要量(kcal) － アミノ酸のカロリー(kcal) － 脂質のカロリー(kcal)$$

タンパク質（アミノ酸）

$$タンパク質の必要量 ＝ 1g × 体重(kg)/日$$

脂質

$$脂質の必要量 ＝ 1日のエネルギー必要量(kcal) × 20\%$$

　炭水化物（ブドウ糖）、タンパク質（アミノ酸）、脂質それぞれの投与計算はこのようになります。エネルギー効率や効果的なタンパク合成のために、**NPC/N比**などを考慮したバランスのよいTPNを作成しましょう。

> NPC/N(non-protein calorie/nitrogen：非タンパク熱量／窒素)比とは、投与されたアミノ酸以外の栄養素（糖質と脂質）から計算されるエネルギー量(non-protein calorie)を投与アミノ酸に含まれる窒素量(nitrogen)で割った比のことです。
> アミノ酸を投与したときに、効果的にタンパク合成されるように、NPC/N比は150が基準となります。

　ここで急性期の患者管理におけるワンポイントアドバイスです。これまで述べてきた組成は一般的なものですが、**高侵襲状態にさらされている急性期の患者、全身骨格筋や呼吸筋の減弱、フレイルティサイクルの進行などの懸念がある患者は、腎機能の推移に注意しながらタンパク質（アミノ酸）投与を増やすことを検討**しましょう[6]。

$$タンパク質の必要量 ＝ 1.2 ～ 2.0g × 実測体重(kg)/日$$

急性期患者には、
タンパク質多め！

これはなぜかというと、急性期では筋タンパクは徐々に削られて筋線維1本1本が細くなり、ICU退室後の日常生活動作(activities of daily living：ADL)に大きく影響を及ぼします。例えば、長期ICU入室となっていた急性呼吸窮迫症候群(acute respiratory distress syndrome：ARDS) →P.121 の患者を対象にした研究では、「患者はICUから退院するまでにベースラインの体重の18%を失い、筋肉の衰えや疲労が顕著であった」[7]と報告されています。筋タンパクの破壊を防ぐためには、適切なエネルギー(kcal)の確保と高タンパク投与が重要となります。

最後に、ビタミンや微量元素ですが、基本的にはTPN用のビタミン・微量元素製剤の混注で問題ありません。製剤によっては不足しているビタミンなどもあるため、専門家である薬剤師に相談してみるとよいでしょう。

- ビタミン ＝ TPN用ビタミン製剤(オーツカMV、ビタジェクト®など)の混注により1日の必要量を確保可能
- 微量元素 ＝ 微量元素製剤(ミネリック®など)の混注により1日の必要量を確保可能

POINT

- TPNを投与することで総合的に栄養投与が可能で、かつ十分なカロリーが補充できる。しかし、高侵襲であることや感染リスクが高いことなどをかんがみて、患者の病態や経過などの状況に応じて選択することが必要。
- TPNをオーダーメイドで作成するときには、5大栄養素をバランスよく配合する必要がある。急性期管理をしている患者では、腎機能に留意しながら高タンパク負荷を検討していく。

脂肪乳剤の投与時期と投与方法

　みなさんは、臨床のなかで脂肪乳剤の投与タイミングや投与方法について、考えながら栄養管理を行っているでしょうか？　Part 1「電解質の役割をおさえる」→ P.13 のなかで、脂質について少し学びましたね。

　脂質は、炭水化物やタンパク質に比べて、1gあたりのエネルギー量が高く、効率的にエネルギーを確保できることがわかります。

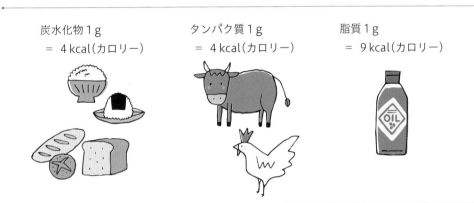

炭水化物1g
　= 4 kcal（カロリー）

タンパク質1g
　= 4 kcal（カロリー）

脂質1g
　= 9 kcal（カロリー）

　しかし、日常的に脂肪製剤を投与している場面というのは、あまり目にしないと思います。きっと、普通の輸液とは違う何らかの理由があるはずです。確認してみましょう！

■ 脂肪乳剤とは

　さて、前項でお話しした**末梢静脈栄養（PPN）**や**中心静脈栄養（TPN）には、脂肪乳剤は含まれていません**。脂肪乳剤は前述したようにエネルギー密度が高い（10％製剤：1.1kcal/mL、20％製剤：2 kcal/mL）だけでなく、非タンパク熱量/窒素比（NPC/N比）の適正化にも貢献してくれます。そのため、**PPNやTPNなどの静脈栄養投与時には、原則として脂肪乳剤の投与が必要**です[8]。しかし、必ずしも毎日投与する必要はない点も特徴の1つです。

　脂肪乳剤を投与する目的は2つあります。まずは、❶**高いエネルギー密度で、効果的にカロリー投与を行うため**、そして、❷**必須脂肪酸欠乏症を回避するため**です。

　必須脂肪酸欠乏症とは、主に皮膚炎や脱毛、血小板減少などを引き起こしますが、脂質が欠乏しているというだけなので、脂質を投与すれば欠乏症自体は改善します。

　脂肪乳剤は、「経腸栄養が施行できていない場合、静脈栄養が10日間以上であれば、大豆由来の脂肪乳剤を投与すべき（至適投与量の根拠は乏しい）」[9]とされています。臨床では、1週間〜10日間以上静脈栄養が持続するような場合に、2〜3回/週程度の頻度で脂肪乳剤（イントラリポス®）を投与しています。2回/週程度でも、必須脂肪酸欠乏症を回避するといった目的だけであれば十分です。

■ 脂肪乳剤投与時の注意点

脂肪乳剤の欠点として、微生物が繁殖しやすいことがあります。そのため、**24時間ごとに投与ルートの交換を行うことが推奨**されています。また、**脂肪乳剤を含んだ製剤は三方活栓のひび割れを生じることがあるため、接続部の液漏れや汚染を観察する**ことが重要です。ほかにも、脂肪乳剤の分子量は比較的大きいため、フィルター付きの輸液ルートでは投与できないなどの注意点があります。

脂肪乳剤の投与速度にも注意が必要です。添付文書では、「3時間以上かけて」と記載されています。これは、投与速度が速すぎると脂質の代謝が追いつかないためです。

ガイドライン[10]では、脂肪乳剤の投与速度と投与量について、「脂肪乳剤投与に対して、**投与速度は0.1～0.2g/kg/h**まで、投与量は0.7～1.5g/kg/日を超えないようにすることを弱く推奨する（2C）」と記載されています。

例：イントラリポス®20%　100mLを患者（体重60kg）に投与する場合

- 100mLの20%なので、脂質は**20g**含有されている。
- 体重あたりの脂質量は　20g÷60kg＝0.33g/kg となる。
- 1時間で投与を計画した場合、0.33g/kg/時となり、投与速度が速くなるため、2時間で投与に変更した。すると、

  0.33g/kg/2時間 ➡ 0.165g/kg/時となり、適正速度であることがわかる。

体のなかで
適切に代謝されるように、
投与速度は
0.1～0.2g/kg/時を超えないように
調節します。

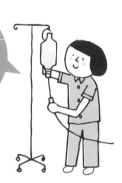

CRBSIや静脈炎、投与ルートに注意

■ カテーテル関連血流感染症（CRBSI）

　ICUで輸液療法を行ううえで、カテーテル関連血流感染症（CRBSI）は注意すべき合併症の1つです。医療において患者に挿入されている血管内カテーテルは、末梢静脈カテーテル、中心静脈カテーテル（透析カテーテル、肺動脈カテーテル含む）、末梢挿入型中心静脈カテーテル（peripherally inserted central catheter：PICC）、動脈カテーテルなどが挙げられます。厚生労働省院内感染対策サーベイランス（JANIS）のデータ[11)12)]によると、日本のICUにおける中心静脈カテーテルのCRBSI発生頻度は2008年では1.0件/1,000患者・日から、2021年には0.7件/1,000患者・日まで減少しています。

　CRBSI発生機序としては、❶輸液バッグ由来の感染、❷三方活栓などのハブ由来の感染、❸カテーテル刺入部の汚染、❹血流感染などが挙げられます。そのため、**CRBSI予防バンドルとして下記の点が必要とされています**[13)]。

- 手指衛生
- マキシマルバリアプリコーション
  （大型滅菌ドレープ、滅菌ガウン、滅菌グローブ、キャップ、マスクを用い、無菌的操作で行う）
- クロルヘキシジンによる皮膚消毒
- 成人患者における大腿静脈使用の回避を伴う、最善のカテーテル刺入部の選択
- カテーテルの必要性の毎日のチェックと、不要なラインの迅速な抜去

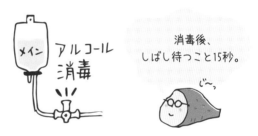

　筆者が勤務している病院のICUでは、これらのバンドルが遵守されており、毎日の回診のなかでカテーテルの必要性や感染への懸念などについて情報を共有しています。私たち看護師が特に注意するのは、ライン類の操作をするときに**手指衛生を確実に行うこと、三方活栓などの操作や輸液ルートをつなぐ際の消毒の徹底**になります。特に、三方活栓を消毒する際にアルコール綿で「さっ」と拭った直後に輸液ルートを接続する看護師を時おり見かけますが、**アルコールは揮発してはじめて消毒効果を発揮するので、少なくとも15秒は待つ**必要があります。これら基本的な操作がCRBSI予防につながります。

　さて、中心静脈カテーテルの特徴は、❶カテーテル径が太いこと、❷複数のルートからのアクセスが可能であること、❸カテーテル先端が中心静脈という血流豊富な血管（右図のZone A〜C）[14)]に留置されていることなどが挙げられます。これらの理由から、中心静脈からは輸液の大量投与や輸液濃度の高い栄養療法、循環作動薬などの投与が可能となります。感染に留意すれば、とても便利なアクセスであることがわかります。

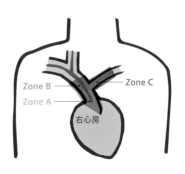

ICUで用いるカテーテルの感染発症率をみると、中心静脈カテーテルはもちろんですが、末梢静脈カテーテルや末梢動脈・肺動脈カテーテルでも感染リスクがあり、注意が必要なことがわかります[15]。

カテーテルタイプ別 血流感染リスク

カテーテルタイプ	1,000カテーテル挿入日あたりの血流感染リスク
末梢静脈カテーテル	0.5
非トンネル型中心静脈カテーテル	2.7
トンネル型中心静脈カテーテル	1.7
カフ付きトンネル型中心静脈カテーテル	1.6
末梢動脈カテーテル	1.7
肺動脈カテーテル	3.7
PICC	1.1

Maki DG, Kluger DM, Crnich CJ. The risk of bloodstream infection in adults with different intravascular devices: a systematic review of 200 published prospective studies. *Mayo Clin Proc* 2006 ; 81（9）: 1159-1171.

静脈炎

末梢静脈カテーテルは看護師が挿入し管理しますが、静脈炎になってやむなく抜針するといった経験は少なくないと思います。ICUにおける末梢血管内カテーテル(peripheral intravenous catheter：PIVC)関連静脈炎と合併症の発症率について検討した前向きコホート研究[16]では、静脈炎の発症はカテーテル留置100日あたり3.3件発症し、1例あたりの発症率は12.9%で、静脈炎の重症度をみるとグレード1が72.6%と最も多く、グレード4の重度例は1.5%であったと報告されています。

静脈炎は化学的静脈炎、機械的静脈炎、細菌性静脈炎に分類されますが、輸液管理を行ううえで重要なのは**静脈炎を起こす要因となる「輸液剤のpH値」「輸液剤の浸透圧」**なので[17]、自身が投与する薬剤のpH値や濃度について気をつけておく必要があります。

また、挿入ルートの屈曲や動揺による機械的静脈炎を予防するために、末梢静脈ラインを挿入する部位の検討(なるべく屈曲するところを避ける)、確実なテープ固定が求められます。細菌性静脈炎を予防するためには、CRBSI予防バンドルにあるような感染対策を徹底しましょう。

キホンの理解、
できたかな？

問 題

1　人間の体液や体液区分について<u>正しいもの</u>を選んでください。

1．体内の水分割合が多い順番は、成人＞小児＞高齢者の順である。
2．人間の体液区分は、細胞内：8、細胞外(間質)：3、細胞外(血管内)：4の「やさしい」で覚えるとよい。
3．細胞は細胞膜で覆われており、小さな孔が開いているので水分の移動が可能である。
4．血管は血管壁に覆われており、細胞よりも小さな孔が開いているので、血管内外への電解質の移動はできない。

2　以下の文章内より<u>適切なもの</u>を1つ選んでください。

1．1日に必要な水分量は20〜25mL/kg/日である。
2．輸液を投与する際には、必要水分量を実測体重から算出し、1回ですべての不足分を補うことが重要である。
3．1日のエネルギー必要量(kcal)は25〜30kcal/kg/日である。
4．水分が欠乏すると、脳や神経に異常が生じることでウェルニッケ脳症や脚気などを生じる。

3　それぞれの輸液の特徴について、<u>誤っているもの</u>を1つ選んでください。

1．5％ブドウ糖液は浸透圧を調整するためにブドウ糖が含有されているが、血管内に入るとすぐに糖は代謝されて自由水となるため、細胞内、細胞外どちらにも均等に分布する。
2．細胞外液補充液(人工膠質液)は、NaClやデンプンなどで浸透圧が調整されている低張電解質輸液である。
3．1号液は、5％ブドウ糖液と生理食塩液を1：1で配合されたKを含まない製剤で「開始液」と呼ばれている。
4．3号液は、水分量や電解質を投与することに適しており、「維持液」と呼ばれている。

4　輸血や膠質液について<u>誤っているもの</u>を1つ選んで下さい。

1．輸血は安全で効率的に循環血漿量を維持・増加させることができるため、手術時や出血性ショック時などに用いられるが、副反応の出現には注意を要する。
2．輸血や膠質液(アルブミン製剤、人工膠質液)は細胞外(血管内)にのみ分布し、血管内の浸透圧を高めることで循環血漿量の増加が期待される。
3．輸血用血液製剤は、他薬剤と混合することで血漿成分が凝固する恐れがあるため、原則、単独投与する。
4．輸血による副作用では、KURURI、PERORIなどの循環動態に影響を及ぼす合併症がある(発生頻度：0.1％程度)。

答えは次のページ

解答 & 解説

問題1の答え

3

ここをおさらい！
P.2

解説 人間の身体の水分量は年齢によっても差があるが、**一般的に小児＞成人＞高齢者の順に体内で保持できる水分量は大きくなる。体液区分は、細胞、間質、血管で保持できる水分の体積が違い、8：3：1(や・さ・い)の割合で分布している**。体内の水分保持量が60％である60kgの成人男性を例に挙げると、60kg×60％＝36Lとなり、細胞に24L、間質に9L、血管内に3L分布していることになる。

Answer →細胞は細胞膜で覆われており、小さな孔が開いているので水分の移動が可能である。また、血管は血管壁に覆われており、細胞膜よりも**大きな孔が開いている**ので、水分と一緒に電解質の移動もしやすいという特徴がある。間質と血管をあわせて「細胞外」と表現する。

問題2の答え

3

ここをおさらい！
P.4
P.25

解説 **Answer** →1日に必要な水分量は25〜30mL/kg/日、1日に必要なエネルギー量は25〜30kcal/kg/日である。輸液を投与する際には、水分欠乏量や目標投与カロリーの1/2〜1/3程度を目標に投与開始し、徐々に投与量を増量していくことが望ましい(ハーフコレクト)。

絶食期間により輸液のみで水分や栄養を補給する必要がある際、**ビタミン投与を**行っていないとビタミンB_1欠乏により脳や神経に異常が生じることで、ウェルニッケ脳症や脚気などを生じるリスクが高まる。

問題3の答え

2

ここをおさらい！
P.23
P.27

解説 **Answer** →細胞外液補充液は、NaClなどの電解質や乳酸、酢酸などの添加物で晶質浸透圧を調整している「等張電解質輸液」である。コロイド成分により膠質浸透圧を調整している製剤はHES製剤などの人工膠質液である。

問題4の答え

4

ここをおさらい！
P.28

解説 輸血は、手術時の出血に備えた準備や緊急性の高い出血によるショックからの離脱などの場面で適応がある。しかし、**Answer** →血液型不適合反応のほか、アレルギー反応や発熱、紅斑、下痢、肝障害、GVHD、TRALI、TACOなどの副反応を呈する可能性がある。投与開始後5分はベッドサイドを離れず、アナフィラキシーなどの急性反応がないように呼吸循環に異常がないかなどの観察が必要である。

輸血用血液製剤や膠質液(アルブミン製剤、人工膠質液)は細胞外(血管内)にのみ分布し、血管内の浸透圧を高めることで循環血漿量の増加が期待される。アルブミン製剤は循環血漿量を増やしてくれるものの、細胞外液補充液や人工膠質液と比較した場合の有益性や敗血症性ショック時の投与におけるエビデンスは乏しい。

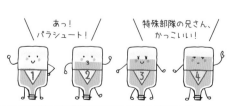

あっ！パラシュート！
特殊部隊の兄さん、かっこいい！

足りている？
足りていない？
輸液のアセスメント

輸液管理で看護師が最も気になるのは、

「いまの輸液量や電解質は適切なのか？」という点です。

この章では、患者にとって

輸液が足りているのか、足りていないのか？

という疑問について、どのような観察を行い、

どのようにアセスメント・評価していくのか解説します。

1 適切な輸液って、どのくらい？

輸液管理で行うアセスメント

輸液管理を行ううえで一番気になるのは、現在投与している輸液量や電解質は適切なのか？ ということです。

ここでいう「適切」とは何を指すのでしょうか？ 患者の予測水分欠乏量と輸液投与量が計算上で合っていれば「適切」なのでしょうか？

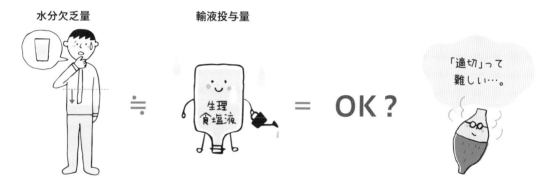

答えは、（間違っていないけれども）**NO！** です。

患者にとって、輸液が足りているのか？ 足りていないのか？「適切」なのか？というアセスメントをするには、投与薬剤の「輸液量や組成」だけでは判断できません。

普段の生活のなかで輸液をすることはないので、輸液が必要ということは患者に何かしらの問題があるためです。そして、集中治療領域で治療管理を受けている患者の輸液に対するニードは、健常人の脱水補正とは緊急度や重症度が異なります。

輸液を行うことは、患者にとっての問題や不都合を改善するための1つの手段に過ぎません。輸液でカバーできる循環への影響などに思考をはたらかせながら、患者アセスメントを行います。

2 フィジカルアセスメントで脱水ってわかるの？

輸液を行うときに気になる身体所見

輸液を行う場合、患者の身体のなかに水分が不足している「脱水」状態であることが想定されます → P.6 。この「脱水」であるということを観察、評価するためのポイントを解説していきましょう。

さて、そもそもの話なのですが「アセスメントとは何か」を読者のみなさんと共通認識としておさえておかねばなりません。

アセスメントとは、**情報の整理と統合**のことです。そして、フィジカルアセスメントに必要な情報は、**問診やフィジカルイグザミネーションと呼ばれる身体診査**を用いて集めていきます。

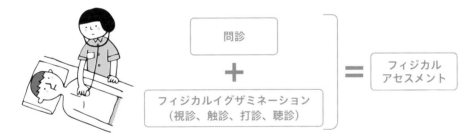

問診 + フィジカルイグザミネーション（視診、触診、打診、聴診） = フィジカルアセスメント

例えば、以下のような情報収集を行ったとします。

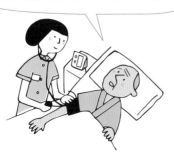

患者への問診

最近、猛暑のなか畑仕事をすることが多かった。
仕事終わりのビールが楽しみだから、昼間はあまり水分を摂らなかった。
今日は朝から調子が悪くてふらっとして、気がついたら救急車の音が近づいて来ていた。

患者のフィジカルイグザミネーション

視診	顔面紅潮、発汗なし、舌・口腔内乾燥あり、活気なし
触診	脈拍触知弱めで速い、capillary refilling time（CRT）＞2.0秒、末梢冷感・冷汗なし
打診	――
聴診	呼吸音異常なし

猛暑のなかで畑仕事をして水分を摂っていなかった、かつ水分補給は利尿作用の強いアルコール摂取のみ。フィジカルイグザミネーションでも活気なく、舌や口腔内の乾燥がみられるとなれば、脱水が高い確率で疑わしいですよね？

　このように、得られる情報を（意図的に）かき集め、（意図的に）身体診査を行うことでアセスメントが構築されていきます。

　そして、これらの情報ですが、ただただルーティン作業のように患者に聞いて、触るのではなく、**「意図的に」情報収集を行うことが重要**になります。この「意図的に」というのは、フィジカルイグザミネーションにおける観察ポイントを頭に入れたうえで情報収集するということです。

　ここでは、身体所見、バイタルサイン、胸部X線撮影、血液・生化学検査データなど、脱水があった場合に変化する所見やポイントを示しますので、普段の観察に活かせるように自身の思考を振り返りながら読み進めてみてください。

フィジカルイグザミネーションを行ううえでの観察（循環をみる場合）

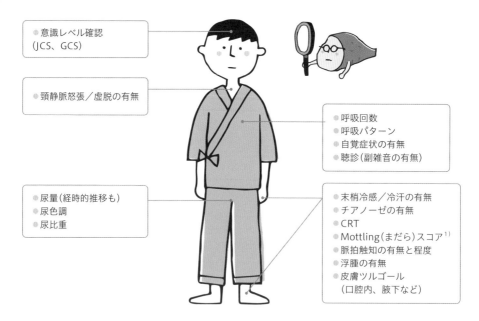

＊皮膚血流が低下するとMottling（まだら）が生じる。膝周囲で認められることが多く、その範囲に応じて1〜5でスコア化（Mottling スコア）する[1]

　観察の基本は、"頭からつま先まで"を視て、触って、聴いて、聴診器などのデバイスも用いながら行います。この図のように、観察項目をイメージしながらフィジカルイグザミネーションを行っていきましょう。

脱水の身体所見

さて、問診とフィジカルイグザミネーションにもとづくフィジカルアセスメントで脱水がわかるのか？ に対する答えですが、

バイタルサインや症状、検査データの統合により、脱水であることはわかります！

アセスメントとは情報の整理と統合とお話ししましたが、じつはある事象だということを強く推論させる特異的な症状というものが存在します。読者のみなさんは、特異的な症状をふんわり覚えておけば、脱水の有無を判断するための観察ができるということですね。

ある症状があった場合の脱水の確率を下表に示します。「陽性尤度比」という言葉を使っていますが、これはある身体所見が確認されたときに、脱水である確率が高いことを指します。

身体所見の陽性尤度比

身体所見	特異度(%)	陽性尤度比
CRT	95	**6.9 (3.2-14.9)**
くぼんだ眼窩	82	3.4 (1.0-12.2)
会話障害	82	3.1 (0.9-11.1)
腋窩の乾燥	82	2.8 (1.4-5.4)
脱力	82	2.3 (0.6-8.6)
舌の乾燥	73	2.1 (0.8-5.8)
錯乱	73	2.1 (0.8-5.7)
口腔と鼻腔の粘膜乾燥	85	2.0 (1.0-4.0)
舌に縦のしわができる	85	2.0 (1.0-4.0)

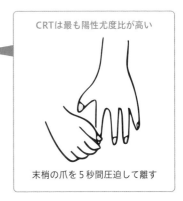

CRTは最も陽性尤度比が高い

末梢の爪を5秒間圧迫して離す

McGee S, Abernethy WB 3rd, Simel DL. The rational clinical examination. Is this patient hypovolemic? *JAMA* 1999；281(11)：1022-1029.

上記より、最も陽性尤度比が高いのはCRT（毛細血管再充満時間：capillary refilling time）ということになります[2]。何と、CRTが年齢や性別に合わせた基準値を超えた場合6.9倍も脱水である確率が上昇するようです。正確にはCRTは末梢循環不全を示す指標なので、必ずしも脱水（前負荷不足）だけが原因ではないのですが、1つの有用な指標になります。

CRTの測定は非常に簡単です。末梢の爪を5秒間圧迫し、パッと離した後に爪に血液が再充満する時間を計測するだけです。成人における正常値の上限は3.5〜4.5秒程度、若年では3秒、高齢者では4秒をカットオフとするといった論文[3]もありますが、一般的には2.0秒をカットオフにして、**2.0秒より再充満時間が延長していれば末梢循環不全の可能性あり**としています。

腋窩の乾燥があると脱水、
というのも面白いですね。
ただし、突然腋窩を触られたら
ビックリするので、
必ず患者さんに断りを入れたうえで
確認しましょう！

そのほか、フィジカルイグザミネーションで観察した項目をみていきましょう。

ショックの5徴候（5P）

蒼白 Pallor	皮膚、粘膜の血管が収縮し、四肢、顔面が蒼白で冷たくなる ➡血液を心臓、脳などの重要臓器へ配分
虚脱 Prostration	不穏、せん妄、混迷、落ち着きのなさ、多弁、無意欲、意識消失 ➡脳への血流低下により出現
冷汗 Perspiration	全身が冷たくじっとりする ➡交感神経の過緊張により出現 　血液を心臓、脳などの重要臓器へ配分
脈拍触知不能 Pulselessness	末梢で動脈触知ができない ➡心拍出量低下、または重要臓器への血液再配分のために末梢への血流量低下によって出現（ポンプ機能の低下）
呼吸不全 Pulmonary deficiency	不十分な呼吸 ➡低環流となり嫌気性の代謝へと変化した結果、乳酸が蓄積し、代償的に呼気数を増加して酸塩基平衡を維持しようとする

じつは、先ほどの観察項目は、このショックの5徴候を網羅しています。

ショック徴候があるということは循環不全があるということ

⬇

循環不全があるということは 前負荷 後負荷 心収縮力 **の
いずれかにネガティブな変化があるということ**

⬇

前負荷 **が低下しているということは脱水所見があるということ**

つまり、観察として妥当だということが理解できます。
前負荷 後負荷 心収縮力 については、次項→ P.50 で詳細に解説していきます。

このように、身体所見の情報を意図的に観察するフィジカルイグザミネーションと問診により、脱水症状という患者の状態をアセスメントすることができます。また、**"脱水症状である"ことをアセスメントできるということは、つまり"脱水症状ではない"ということも同時にアセスメントできます**。これも非常に大切なことです。患者の循環不全の原因から前負荷（循環血漿量）不足が除外できれば、患者の循環動態を安定させる次の一手がより明確に絞られるからです。

　フィジカルイグザミネーションは、患者への説明と了承が得られていれば、非常に簡便かつ有効に情報を得ることができる手段となります。また、くり返し行うことで頭と身体に染み込んで、自然に実施できるようになります。それにより、フィジカルアセスメントに必要な情報が漏れなく観察できるようになるのです。

POINT

● アセスメントとは、情報の整理と統合のことである。フィジカルアセスメントに必要な情報は、問診やフィジカルイグザミネーション（視診、触診、打診、聴診）を用いて集める。

● 観察項目をイメージしながら意図的にフィジカルイグザミネーションを行うことで、症状につながる特異的な所見の有無を確認することができる。

3 そもそも血圧って何？
輸液を行うときに気になる バイタルサイン

　輸液投与を行う際には、**輸液投与が必要な状態のアセスメントを行うため、輸液投与の結果どうなったのかを評価するため**、もしくは**輸液投与によるデメリットがなかったかどうかを評価するため**にバイタルサインのモニタリングは必要になります。私たちが普段みている**一般的なバイタルサイン**をあらためて振り返ってみましょう。

バイタルサインの項目

　　▥ 心拍数：HR

　　▥ 血圧（観血的／非観血的）：BP

　　▥ 呼吸回数：RR

　　▥ 経皮的動脈血酸素飽和度：SpO₂

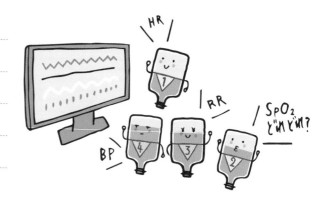

　輸液をする目的は循環動態の安定なので、主に心拍数（HR）や血圧（BP）をモニタリングしており、過剰輸液に伴うデメリットが生じないように、呼吸回数（RR）や経皮的動脈血酸素飽和度（SpO₂）も併せてモニタリングしていると思います。

　さて、私たちが普段目にしている「血圧」とは何なのでしょうか？ 血圧の構成要素といったほうがわかりやすいかもしれませんね。

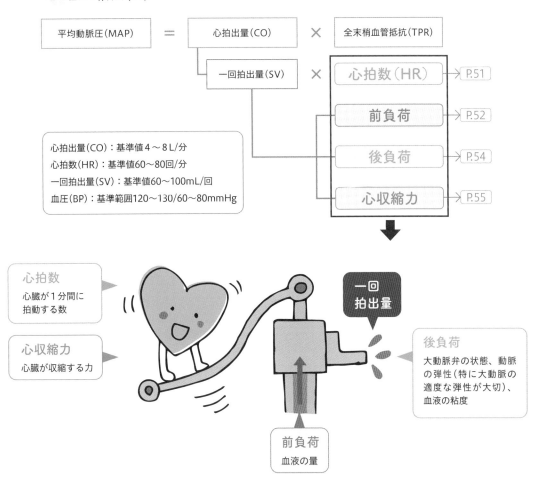

血圧の構成要素

| 平均動脈圧(MAP) | = | 心拍出量(CO) | × | 全末梢血管抵抗(TPR) |

一回拍出量(SV) ×
- 心拍数（HR） → P.51
- 前負荷 → P.52
- 後負荷 → P.54
- 心収縮力 → P.55

心拍出量(CO)：基準値4～8L/分
心拍数(HR)：基準値60～80回/分
一回拍出量(SV)：基準値60～100mL/回
血圧(BP)：基準範囲120～130/60～80mmHg

心拍数
心臓が1分間に拍動する数

心収縮力
心臓が収縮する力

一回拍出量

後負荷
大動脈弁の状態、動脈の弾性(特に大動脈の適度な弾性が大切)、血液の粘度

前負荷
血液の量

モニターに表示されている血圧は「収縮期血圧／拡張期血圧（平均血圧）」で表示されていると思います。上図は平均血圧（平均動脈圧）を構成する要素を記載しているものになりますが、私たちが普段モニタリングできるのは赤枠で囲った「 心拍数 (heart rate：HR)」「 前負荷 (preload)」「 後負荷 (afterload)」「 心収縮力 (cardiac contractility)」になります。

心拍出量や一回拍出量に関しては、肺動脈カテーテルや心エコー検査により算出できますが、ここでは侵襲的な処置や検査がなくてもアセスメントできるように解説していきます。

心拍数

心拍数 とは**1分間に心臓が拍動する回数**のことですが、心拍数は循環血漿量を評価するうえで非常に有用なバイタルサインになります。結論から述べると、**血管内脱水（循環血漿量低下）状態であれば、心拍数は速くなります**。理由は、心臓に戻ってくる前負荷（循環血漿量）が少ないため、心臓の拍動を多くして回数で心拍出量を稼いでいるためです。

Part 2 バイタルサイン

血管内脱水＝心臓に戻ってくる前負荷（循環血漿量）が少ない

拍出される血液量も少なくなり、血圧が低下

心拍数（HR） が上昇＝ 心拍出量（CO） の維持

心拍出量（CO） ＝ 一回拍出量（SV） ⬇ × 心拍数（HR） ⬆

経時的なトレンドをみたときに、血圧低下や尿量低下とともに心拍数の上昇が確認されれば血管内脱水（循環血漿量低下）を疑います。

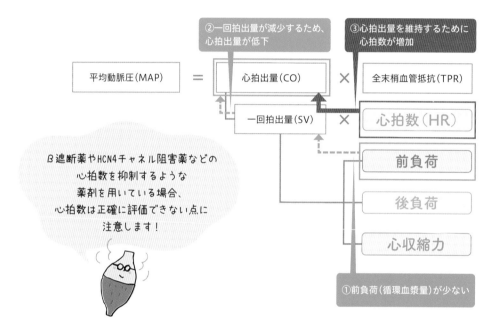

β遮断薬やHCN4チャネル阻害薬などの
心拍数を抑制するような
薬剤を用いている場合、
心拍数は正確に評価できない点に
注意します！

前負荷（≒循環血漿量）

前負荷 とは、**循環血漿量のことを指します。血管内にどれだけのVolume（ボリューム）があるか**を示す指標です。

具体的には、IVC径などのエコー所見、動脈圧波形（呼吸性変動、dicrotic notch の有無）、SVV、IN/OUTバランス（輸液量、輸血量、飲水量、尿量、ドレーンからの排液量）＋不感蒸泄、尿量などで推測されます。

ここでは、集中治療領域で目にする動脈圧波形（呼吸性変動、dicrotic notchの有無）について理解を深めていきましょう。

1 動脈圧波形の揺らぎ（呼吸性変動）

モニターに表示されている動脈圧波形には、アセスメントに使える情報が多く含まれています。

まずはモニター上の動脈ライン波形にばらつきがないか見てみましょう。"ばらつきがある"状態は、動脈圧の波形先端のピークが揺らいでいることで確認できます。

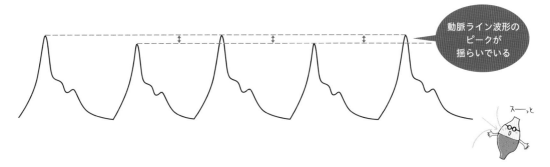

動脈ライン波形の
ピークが
揺らいでいる

このような波形の揺らぎは、**一回拍出量の変化がある**ことを示唆しています。どのような原理で一回拍出量が変化しているかというと、呼吸と胸腔内圧の変動が関係しています。

まず人間は、吸気時に横隔膜を下げて胸腔内圧を陰圧にすることで胸腔内に大気を流入させて呼吸しています。胸腔内圧が陰圧になると、身体を循環している血液も同様に胸腔内（心臓）に流入してきます。このような呼吸サイクルの過程で心臓からの拍出量が変化するということは、「血管内に十分な循環血漿量がないため、心臓に安定した量の血液が循環していない」という解釈ができます。**要するに、循環血漿量が低下している状態といえる**わけです。このような現象を数値化しているのが**一回拍出量変化**(stroke volume variation：SVV)です。これは変化率（%）なので、変化率が大きいほど脱水所見を呈していると判断できます。

2 動脈圧波形の面積

次に、動脈ライン波形の「面積」に目を向けてみましょう。1つひとつの脈波が大きく面積が広い波形もあれば、波形先端が尖って面積が狭い波形を目にすることもあると思います。後者の**先端が尖って面積が小さい波形は、一回拍出量の低下**が示唆されます。また、大動脈弁閉鎖を意味する**dicrotic notchがなだらかだった場合は前負荷低下**が示唆されます。

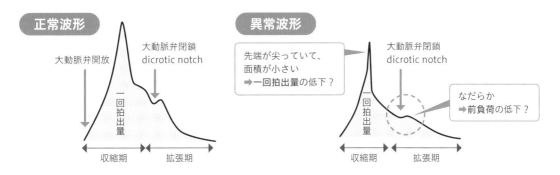

この解釈は知識として知っておくだけで、モニターを一瞥してすぐに判断できます。もちろん、波形のみのアセスメントでは不足がありますが、1つの判断材料が増えるだけでアセスメント精度はぐっと高くなります。

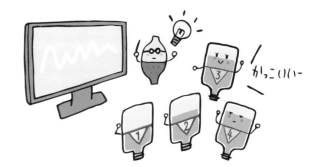

今回は動脈圧波形をピックアップして解説しましたが、 前負荷 はさまざまなバイタルサインやデータ、トレンドから推測することが可能です。これらの情報からアセスメントした結果、血管内脱水（循環血漿量低下）と判断された場合は、患者の全身状態や治療方針をかんがみたうえで、適切な輸液投与による循環動態の安定化を図る必要があります。

後負荷（≒末梢血管抵抗）

前負荷 とは、**血液を駆出するときに「駆出側の臓器」が克服しなければいけない抵抗、または圧力**のことを指します。**要するに、体循環であれば末梢の細動脈圧、肺循環であれば肺高血圧の有無などに依存する**ということです。観察可能なデータは、左室の場合は動脈圧、右室の場合は肺動脈圧などです。

後負荷に影響するのは、動脈の弾性や循環血漿量の粘稠度、大動脈弁狭窄の有無と程度、肺高血圧症（あるいは肺動脈狭窄）の有無と程度などが挙げられます。

＼もっと知りたい／
輸 液 の 知 識

Dicrotic notchが "なだらか"だと、なぜ前負荷低下と解釈できるの？

大動脈弁の閉鎖による"振動"が血管内の血液を通して末梢に留置されている動脈ラインに伝わります。

もしも血管内脱水だった場合、大動脈弁の"振動"が末梢に留置されている動脈ラインに伝わりにくくなります。

➡Dicrotic notchがなだらかになる

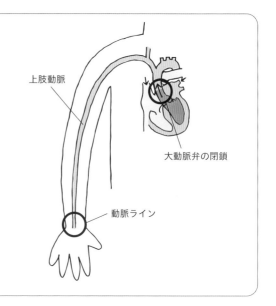

上肢動脈

大動脈弁の閉鎖

動脈ライン

体血管抵抗(SVR)は、フロートラック™センサーやスワンガンツカテーテルなどのモニタリングデバイスで管理することで、経時的に数値を確認することができます。この値が正常下限以下になれば、末梢血管が広がっていると解釈でき、 前負荷 や 心収縮力 が十分であったとしても血圧が低下してしまうことになります。

　対策としては、末梢血管を収縮させて血圧を上げるような薬剤の投与が必要になります。

体血管抵抗(SVR)	：	計算式	$80 \times$(平均動脈圧－右房圧)/CO
		正常値	800～1200 dyne-sec/cm^5
体血管抵抗係数(SVRI)	：	計算式	$80 \times$(平均動脈圧－右房圧)/CI
		正常値	1970～2390 dyne-sec/cm^5/m^2

心収縮力

　左室造影検査や心エコー検査により、左室駆出率(left ventricular ejection fraction：LVEF)という、左室からの血液の駆出率を算出することができます。正常値は50～80%ですが、この値が低ければ 心収縮力 (収縮能)低下の指標となります。

　前述の 前負荷 や 後負荷 に問題がなかった場合、 心収縮力 が一回拍出量低下に影響を及ぼしている可能性が考えられます。心臓の拍出を強くするために、ドブタミンなどの陽性変力作用(β_1受容体刺激作用)をもつ薬剤の投与などが検討されます。

Part 2 バイタルサイン

POINT

◇ 看護師が普段目にしている(平均)血圧は、いくつかの要素で構成されている。そのなかでも、看護師がモニタリングでき、かつ医師との協働でコントロール可能な 心拍数 前負荷 後負荷 心収縮力 をイメージしながら患者観察を行うことは重要である。

◇ 集中治療領域で日常的に目にする動脈圧波形は、輸液管理において重要な循環血漿量の判断につながる情報が多い。アセスメントに必要な情報の1つとして活用できるとより望ましい。

4 胸水？ 肺水腫？ シルエットサイン？
輸液を行うときに気になる胸部X線画像

　輸液投与を行ううえで注意すべき点に過剰輸液が挙げられます。これは、患者の耐容能を超えて輸液投与がなされた場合に、胸部X線画像上で**胸水**や**肺水腫**として異常陰影が写し出されます。また、胸水貯留により拡張不良となった肺区域、もしくは粘稠な気道内分泌物により閉塞した肺区域は**無気肺**を形成します。

肺区域

- 肺葉（上葉、中葉、下葉）ではなく、区域（segment）で分けられている"肺の領域"を指す
- 左右で違いはあるが、どちらもS^1～S^{10}までの区域に分けられている

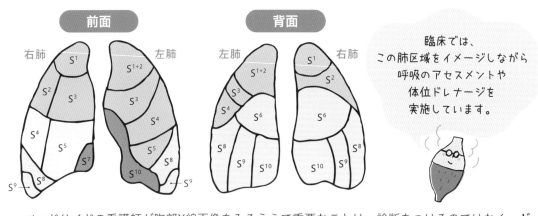

臨床では、この肺区域をイメージしながら呼吸のアセスメントや体位ドレナージを実施しています。

　ベッドサイドの看護師が胸部X線画像をみるうえで重要なことは、診断をつけるのではなく、**どこに異常がありそうなのか確認でき、経時的にみて異常陰影が改善しているのか or 悪化しているのかを確認すること**です。診断をつけることが目的ではないため、過剰投与になった場合の水成分がどのように胸部X線画像に反映されるのかを知っておくだけで十分です。ここでは、**確認すべき異常ポイントを3つに絞って**解説していきましょう。

本書はICUの患者を対象にしているので、あえて立位ではなくベッド上臥位～ヘッドアップした状態の画像を載せています。

まずは(比較的)正常な胸部X線画像所見をみてみましょう。右側は同じ写真に「血管」、「心臓」、「横隔膜」に線を引き、確認すべきポイントを丸で示した画像を載せています。

比較的正常な胸部X線画像（臥位）

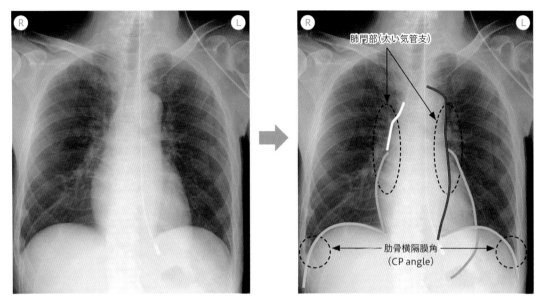

オレンジ：心臓、赤：大動脈弓から下行大動脈、
黄：上大静脈、青：横隔膜、◌：確認すべきポイント

❶肋骨横隔膜角は明瞭か？（胸水）

胸水は、私たち健常人の胸膜腔内(臓側胸膜と壁側胸膜の間)にも存在しており、スムーズな肺の動きを助けています。しかし、過剰になると肺が圧迫され、その場所は効果的な換気ができずに**呼吸困難**などを引き起こします。また胸水貯留により拡張できない部分は**無気肺**を形成してしまいます。

胸水がたまる原因としては、心不全や低栄養、肺の炎症などが挙げられます。健常であれば少量の胸水はリンパ節から静脈系へと一方向に流れていき、最終的に右房に排出されます。しかし、右心不全などにより右房圧が亢進すると、排出困難になり胸膜腔内に貯留していきます。

胸水がたまると、丸で示した肋骨横隔膜角(costo-phrenic angle：cp-angle)の溝が見えなくなります。 医師のカルテでは、**CP angle dull**(鈍角)という記載がなされていると思います。このように、横隔膜の端にある溝が不鮮明になっている場合は、胸水が貯留していると考え、胸部X線画像の変化に注意しましょう。

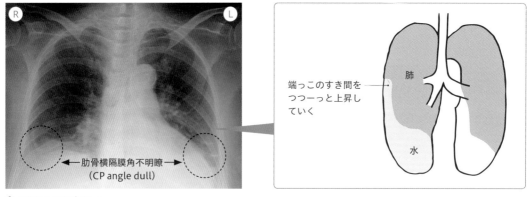

←肋骨横隔膜角不明瞭→
(CP angle dull)

端っこのすき間を
つつーっと上昇し
ていく

肺

水

◌ ：確認すべきポイント

❷肺門部陰影が左右対称に増強していないか？（肺水腫）

　肺水腫は、効果的な心拍出が得られないような病態（**左心不全**）で肺静脈圧が亢進し、肺胞を取り
まく血管は拡張し水分が漏れ出します。また、漏れ出した水分は**間質や肺胞壁〜肺胞腔内を水浸し
にするため、肺野の濃度が上昇して「浸潤影」として確認されます**。心臓由来でない場合は、急性呼
吸窮迫症候群（**ARDS**）→P.121 など肺の血管透過性が亢進するような病態でも同様の所見が確認され
ます。

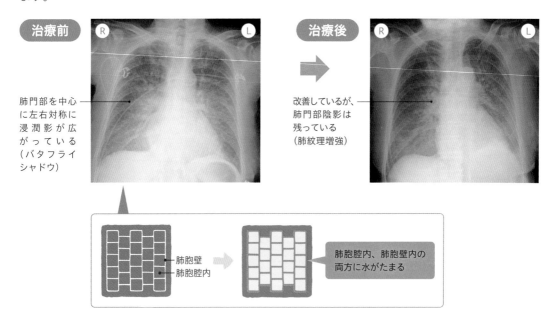

治療前

肺門部を中心
に左右対称に
浸潤影が広
がっている
（バタフライ
シャドウ）

治療後

改善しているが、
肺門部陰影は
残っている
（肺紋理増強）

肺胞壁
肺胞腔内

肺胞腔内、肺胞壁内の
両方に水がたまる

❸シルエットサインはないか？（胸水、無気肺、肺炎など）

　シルエットサインとは、通常では臓器ごとの境界が明瞭なのに対して、腫瘤や水分貯留、無気肺
形成などにより臓器と臓器の境界が不明瞭になることを指します。

本来、下図(左)のように血管や臓器の間は隙間が空いており、血管や心臓の外縁がそれぞれくっきり判別できて境界は明瞭です(＝シルエットサイン陰性)。しかし、水分や腫瘤が存在して隙間が埋まってしまえば、胸部X線画像では外縁の境界がとても不明瞭に見えます(＝シルエットサイン陽性)。

　このような所見がみられた場合、その場所に何らかの病変があると判別できます。原因は胸水や無気肺、肺炎による炎症などさまざまですが、本項冒頭でも述べたようにベッドサイドにいる看護師は診断をつけるのではなく、異常所見の有無と経時的な変化を確認していれば十分なので、その視点でシルエットサインを意識して胸部X線画像を確認することは非常に有用です。

心臓と大動脈の位置関係を上から見たとき(イメージ)

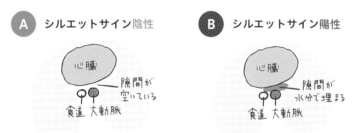

　なお、すごく簡単に述べると、下図の丸で囲んだ下行大動脈のラインが明瞭であれば問題なし(シルエットサイン陰性、下図の左)。不明瞭であれば異常陰影あり(シルエットサイン陽性、下図の右)と覚えておいても大丈夫です。

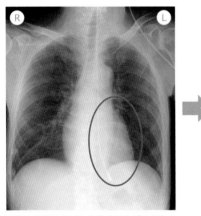

下行大動脈のラインを追うことができる
(シルエットサイン陰性)

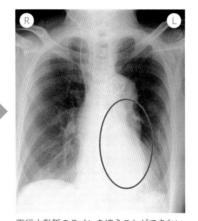

下行大動脈のラインを追うことができない
(S⁶、S¹⁰付近：シルエットサイン陽性)

画像を読む
ポイントは
たった
3つだけ！

じーっと眺めて…
めざせ、画像の読める
焼きイモ♪

　胸部X線画像が読める看護師って憧れますよね。そう思っているあなた、明日から3つのポイントだけ確認しながら画像を眺めてみてください。変化に気づくことができます。

POINT

　🔸 **胸部X線画像を読むときは、「肋骨横隔膜角が明瞭か？」「肺門部陰影が左右対称に増強していないか？」「シルエットサインはないか？」の3つを確認しよう！**

看護師だって1人でできる！
エコーによる下大静脈（IVC）径測定

　みなさんは、下大静脈（inferior vena cava：IVC）径を超音波（エコー）測定していますか？　筆者は、特定行為研修などを通じてエコーに触れる機会が多かったため、看護師でもエコーを使ってよいのだと気づきました。それからというもの、ベッドサイドエコーにより患者の前負荷（循環血漿量）を評価することを日常的に行うようになりました。

看護師がエコーを活用するメリット

　本書で学んできたようなバイタルサインや検査データ、フィジカルアセスメントでも、患者評価を行うことは十分なのですが、それらに加えてベッドサイドエコーを推奨する理由が2つあります。

1．自身のアセスメントの裏づけ

　まず1つは、追加情報を得ることで自身のアセスメントの裏づけができる点です。

　ベッドサイドエコーでIVC径の評価ができれば、**患者の前負荷（循環血漿量）に関するデータは視覚的に確認することができます**。看護師が行うフィジカルアセスメントでは身体のなかを直接のぞくことはできませんが、ベッドサイドエコーで血管径を評価することで、有益な追加情報がもたらされ、アセスメントの裏づけとなり得ます。

　クリティカルケアを行う看護師の役割として、「異常の早期発見」と「重症化回避」がありますが、"何か変だ"と感じたときに**有益な情報を得て報告し、重症化する前に介入につなげるといった役割は重要**です。

2．医師との共通言語（信頼性のあるデータを用いた会話）

　ベッドサイドで患者の情報を経時的に得ている看護師は、多職種内でそれらの情報を共有しています。特に、診療にかかわるような情報であれば、医師に迅速に報告し、介入につながるようはたらきかけます。そういった際に、どのような報告だとよいでしょうか？

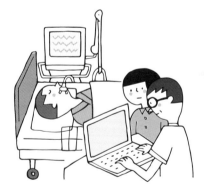

①
「先生、〇〇さんが頻脈で、尿量も少ないです。浮腫はあるけど血管内脱水ではないかと思うのですが、輸液について相談させてください」

②
「先生、〇〇さんが頻脈で、尿量も少ないです。**ベッドサイドエコーでIVC径を測定すると、14/5mmで呼吸性変動は50％以上です**。浮腫はあるけど血管内脱水で間違いないと思います。輸液について相談させてください」

　上記であれば、エコーの追加情報がある❷のほうが医師には伝わりやすいですよね。頻脈、尿量減少というのは確かに血管内脱水を想起させますが、IVC径という情報が加わると、より血管内脱水がイメージしやすいです。なぜイメージしやすいかというと、**医師が普段用いている脱水所見の指標でもあるから**です。ここに、共通言語を用いることの強みがあります。医師との共通言語によるイメージの共有ができると、医師に届く会話も信頼性が高いものになります。

■ ベッドサイドでエコー検査を行う方法

　さて、次にどのようにベッドサイドエコー検査を行うかについて述べていきましょう。

　エコーは、医師だけでなく検査技師も用いる非侵襲的な検査方法です。患者のベッドサイドで行う検査を総称して「ポイントオブケア」と呼びますが、看護師がベッドサイドで行う血糖測定、膀胱エコーなどもポイントオブケアです。ここで解説しているIVC径測定ももちろんポイントオブケアですね。「看護師がエコーする必要があるの？」などと思う人もいるでしょうが、本来、看護師がエコーを行うことにバリアはありません。

1．実際にエコーを使ってみよう

　実施においては、施設ごとのエコーに付属されているプローブの種類や名称について知ることは必要ですが、それさえおさえていれば手順は簡単です。

❶ エコー装置の電源を入れ、立ち上げる。「セクタ型」プローブをセットして、腹部のみぞおちあたりに「ボディマーク（プローブの印）」を頭側にした状態で置く。

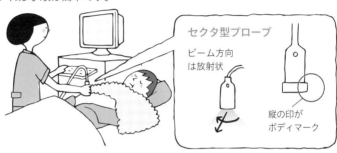

セクタ型プローブ

ビーム方向は放射状

縦の印がボディマーク

❷ 下図のように右に心臓、その左に肝静脈、画面中央に下大静脈を描出するようにプローブを動かす。

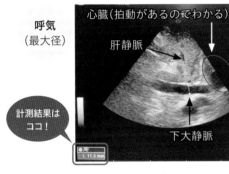

呼気
（最大径）

心臓（拍動があるのでわかる）

肝静脈

下大静脈

計測結果はココ！

L 11.3 mm

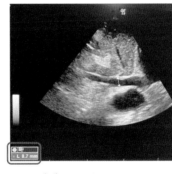

吸気
（最小径）

L 8.7 mm

❸ 「心臓」「肝静脈」「下大静脈」が描出できたら、フリーズボタンを押して画面をフリーズさせる。計測機能で肝静脈から左1cm程度の部位を計測する。

❹ ❸の手順で「呼気（最大径）」「吸気（最小径）」を計測し、呼気時／吸気時の呼吸性変動の比率を確認する。

　実際にエコーを当てたときに最初は難しいと感じるかもしれませんが、何ごとも最初からうまくはいきません。くり返すことでIVC径の評価は必ずできるようになります。筆者は近い将来、ジェネラリストである看護師がベッドサイドエコーを行う光景は普通になるだろうと感じています。

　ただ、看護師がどこまでベッドサイドエコーで評価を行うかといった点については、議論の余地があります。ジェネラリスト看護師が「心エコー」まで行うかというと、心臓の切り方（描出の仕方）によってはまったく違った所見となり、診療のミスリードをしてしまう可能性があります。IVC径も同様のことはいえますが、総合的な評価を導くために活用できる1つの情報としてIVC径は有用で、高度なテクニックを要する評価については専門家に委ねるといった線引きは必要でしょう。

アセスメントの選択肢を広げるために、まずは触ってみましょう！

Part 2 胸部X線画像

5 循環血漿量の評価につながる検査データって何？

輸液を行うときに気になる検査データ

　みなさんは、検査データを患者アセスメントに活かせているでしょうか？

「輸液投与の際に気にする検査データは電解質くらいだし、循環血漿量評価に検査データは不要でしょ？」と思っている人はいませんか？

　筆者は、患者アセスメントをする際には**検査データを直近数日間〜1週間程度前までさかのぼって経過（トレンド）を確認**しています。検査データのなかには循環血漿量評価にまつわる情報が多く転がっているので、知っておくと患者理解が深まります。それでは、代表的な検査データをいくつかみていきましょう。

項目	活用できる検査データ
脱水所見を示すもの	Na、BUN/Cr比、尿比重、Hb、血算RBC、Ht
輸液プランの検討に必要となるもの	腎機能（Cr、BUN、GFR）
	血算・凝固能（RBC、Ht、Hb、Plt、PT、APTT、Fib）
血管内volumeにつながるもの	栄養状態（Alb、ChE）

脱水所見を示す検査データ（Na、BUN/Cr比、尿比重、Hb）

　輸液投与を行ううえで血管内volume（ボリューム）が不足しているかどうかは気になるところです。脱水所見を示唆する検査データには以下のものがあります。

1 ナトリウム（Na）

　Part 1 で、血漿浸透圧が高い状態は**高Na血症**だと解説しました→ P.10 。高Na血症になる原因として、1つはこれまでの輸液投与計画（プラン）によりNaClの負荷が多かった場合が想定されます。次に、血管内の循環血漿量が少ないため、浸透圧が上昇しているといった場合も想定されます。後者であった場合は、脱水に伴う高Na血症として輸液負荷が必要になります。脱水を示すさ

まざまな所見とあわせてアセスメントに活用しましょう。

2 尿素窒素（BUN）/クレアチニン（Cr）比

　BUN、Crはタンパク質の代謝産物ですが、ともに糸球体ろ過により排泄されます。脱水または炎症による間質への水分移動に伴う腎血流低下（腎前性腎不全）が起こると、BUN、Crともに上昇して**BUN/Cr比が20以上に上昇**します。

　BUN、Crはタンパク質過量摂取によっても上昇しますが、**脱水所見を示唆する検査データでもある**と覚えておくとよいでしょう。臨床では、BUN優位に徐々に上がりBUN/Cr比が上昇していくトレンドなどをたびたび目にします。

3 尿比重

　正常値は1.010〜1.030です。**尿比重が1.030よりも高値**であれば脱水を示唆します。

ひと昔前は病棟で尿比重計による測定をしていたけれど、最近はめっきり見なくなったかも〜。

4 ヘモグロビン（Hb）

　Hb低下は出血（≒循環血漿量不足）が示唆されます。急性出血の場合には血液中のHb濃度はすぐには変わらず、2〜3時間程度遅れて検査データに反映されることが知られています。出血の有無とあわせて確認するとよいでしょう。

　また、大量輸液により希釈すると、**赤血球（RBC）やヘマトクリット（Ht）とともに低下**することもあります。そういった場合は出血により喪失しているのか、希釈により低下しているのか、その他の血算の値もあわせて検討します。

Part 2 検査データ

輸液プランを検討するうえで必要な検査データ①（腎機能と電解質：Cr、BUN、GFR）

　直接的または間接的に循環血漿量を評価するわけではないのですが、輸液投与を行ううえで知っておくべき**クレアチニン（Cr）**、**尿素窒素（BUN）**、**糸球体ろ過量（GFR）**の検査データをピックアップします。

　慢性腎不全でGFRが低下している患者は、濃縮尿の生成機能が低下しているため、浸透圧の低い尿が排泄されます。それにより、タンパク質の代謝産物であるCrとBUNが徐々に蓄積することがあります。

　また、尿量が低下することでカリウム（K）が効果的に排出されずに、**高K血症**をきたす恐れがあります。

患者の原疾患や病態を理解したうえで、輸液製剤の選択またはTPNメニューの検討などを行う
必要があります。

輸液プランを検討するうえで必要な検査データ②
（血算：RBC、Ht、Hb、Plt、凝固能：PT、APTT、Fib）

詳しくはPart 3で後述しますが→ P.96 、外傷などの特殊な状況においては、**多量輸液により血液が希釈**するということは"死の３徴"と呼ばれ、凝固障害を引き起こす可能性があります。根本的な止血が完了していない段階では、輸液によって血圧が正常化すると損傷された血管の止血血栓が遊離することでさらなる出血を助長するリスクがあります。

輸液製剤による血液の希釈によって、本来の**血液凝固能（PT、APTT、Fib）**が損なわれることなどもリスクとして挙げられるため、患者の凝固能にも注意を払う必要があります。

血管内volumeにつながる栄養データ（Alb、ChE）

血管内に水分を引き留める役割は、分子量の大きい**アルブミン（Alb）**やコロイド成分であると解説してきました→ P.30 。これらの成分が不足しているということは、相対的に**循環血漿量の保持能力が低い**といえます。低栄養状態による血管内への影響を、間接的にでもイメージしておくことが重要です。

Albは患者の栄養指標として代表的な検査データです。しかし、半減期が20日程度と長いため、急性期の栄養指標としては正確ではないかもしれません。**コリンエステラーゼ（ChE）**は半減期が10日程度とAlbよりは短く、肝臓でのタンパク合成能を反映するデータでもあるため、代用指標として活用できます。

過去には急性相タンパクとしてRBP（レチノール結合タンパク）やTf（トランスフェリン）などの、より半減期が短い指標も活用されていましたが、コストの問題や適切な指標として活用しづらいこともあり、活用頻度は多くない現状です。

POINT

💧 脱水所見を示す検査データとして、Na、BUN/Cr比、尿比重、Hb、血算RBC、Htなどを活用しよう。

💧 輸液プランを検討するうえで、腎機能（Cr、BUN、GFR）、血算・凝固能（RBC、Ht、Hb、Plt、PT、APTT、Fib）、栄養状態（Alb、ChE）などもチェックしておく。

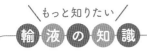
循環不全があることを見抜く！
動脈血液ガス分析

循環不全があることを見抜くうえで、動脈血液ガス分析（血ガス分析）はとても役に立ちます[4]。しかし、血ガス分析と聞くだけで、震え上がり逃げたくなる読者もいることでしょう。

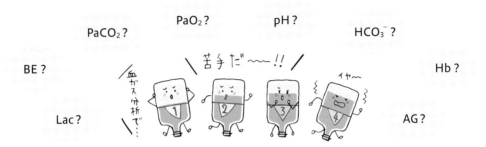

そこでここでは、難解な血ガス分析を読むうえで、2つの読み方を示します。

① 「ばあや、私は輸液管理を行ううえで循環不全がないかだけ確認したいの」という、わがままなあなた向けコース

② 「じいや、あなたも歳でしょう。少しなら私も頑張ってみますわ」という、やさしいあなた向けコース

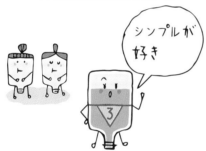

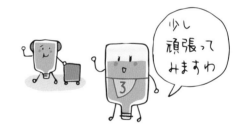

わがままなそこのあなたは、**①**の解説だけ読んでいただければ大丈夫です。それではさっそく解説に移りましょう。

① 「輸液管理を行ううえで循環不全がないかだけ確認したい」というあなたへ

乳酸値（Lactate：Lac）だけみてみよう!!

えっ、本気で言っていますか？"1項目だけ"ってそんな無茶な…と思うかもしれませんが、これが案外、大丈夫なのです。

『日本版敗血症診療ガイドライン2020』[5]では、初期蘇生の指標に乳酸値を用いることを弱く推奨しています。乳酸値（Lac）の基準値は、およそ0.4〜1.5mmol/Lです。**簡単に"2mmol/L未満であれば大丈夫"**と覚えましょう。それではまず、「乳酸とは何か」についてみていきましょう。

乳酸が産生されるしくみ（好気性代謝と嫌気性代謝）

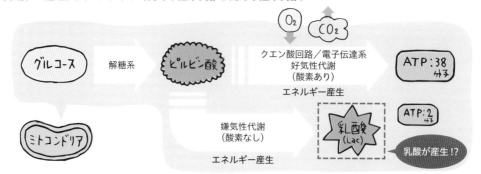

上図は、みなさんがはるか遠い昔に生物学で習った好気性代謝と嫌気性代謝の図です。人間は、エネルギー（アデノシン三リン酸：adenosine triphosphate、ATP）を産生するために「酸素」と「栄養（グルコース）」が必要になります。

酸素がある場合は、解糖系→クエン酸回路→電子伝達系で最大38分子のATPを効率よく産生できますが、嫌気性代謝では2分子のATPしか産生できません、というハナシです。ここで重要なのが、**嫌気性代謝（酸素を利用しないエネルギー産生）の過程で乳酸(Lac)が産生されますよ**ということです。

嫌気性代謝によるエネルギー産生を必要とする場合は「酸素が不足している状態」ですね。**末梢組織に「酸素が届かない」という状態は、末梢組織に十分な血液が供給されていない**ことが考えられます。つまり、**乳酸値(Lac)が上昇する＝循環不全を示唆している**といえるわけです。

筆者も、血ガス分析をみるときには、乳酸値(Lac)が2mmol/L未満かどうかを必ずチェックしています。もしも2mmol/L以上であれば、何かしらの循環不全が示唆されると考えて、循環パラメータやそのほかの検査データのトレンドなどをあわせて確認しています。

とりあえず乳酸値(Lac)をチェックすれば最低限OKということで、ばあやの面目躍如です。

血ガス分析から循環不全を見抜くためには、「乳酸値の異常」を最低限確認しておくことです

乳酸値が2mmol/L未満であれば大丈夫

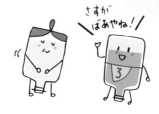

2 **「少しなら私も頑張ってみよう」というあなた向け**

さて、次は血ガス分析の解釈を（ほんの少しだけ）頑張ってみましょう。私たちは、「**どうやら乳酸値(Lac)が高いと循環不全を示唆している**」ことまでわかってきました。**乳酸とは、末梢組織に「酸素供給が不足」している場合に蓄積していくもの**なので、次は「需要と供給」といったポイントに目を向けてみましょう。

以下の式は、**酸素の供給（運搬）と需要（消費）のバランスの指標となる混合静脈血酸素飽和度**（mixed venous oxygen saturation：**SvO$_2$** または、測定部位は異なるが、ほぼ同様のトレンドを示す中心静脈血酸素飽和度、central venous oxygen saturation：ScvO$_2$）の算出式です。

$$SvO_2(ScvO_2) = SaO_2 - VO_2/1.34 \times Hb \times CO$$

酸素需給バランスを規定する因子としては、❶末梢組織に運ぶ酸素の総量：動脈血酸素含量（CaO_2）、❷組織や細胞に運搬される酸素運搬量（oxygen delivery：DO_2）、❸細胞で利用される酸素消費量（VO_2）などが挙げられます。

　簡単にいうと、❶どのくらいの量の酸素をもっているか、❷❶を運ぶ力がどのくらいあるか、❸末梢組織でどのくらいの酸素を必要としているのか、が関係しているということですね。以下、❶〜❸それぞれの規定因子を「式」と「解説」で学んでいきましょう。**いずれも、式や数字を覚える必要はありません。**重要なことのみ解説します。

HbとSaO₂が関係している

❶動脈血酸素含量 (CaO_2) = (1.34 × Hb × SaO_2) + (0.0031 × PaO_2)

SaO₂はPaO₂の値に規定される　　溶存酸素

　これはヘモグロビン（Hb）と結合している酸素の量と、血漿中に溶けている酸素の量の総量を算出する式になります。血漿中に溶けている酸素の量は非常に小さい数字なのであまり気にせずとも大丈夫です。**重要なのは、「Hb」と「動脈血酸素飽和度（SaO_2）」が関係している**ということです。

COとCaO₂が関係している

❷酸素運搬量 (DO_2) = CO × CaO_2 × 10

　これは、1分間で組織に供給される酸素の量になります。**重要なのは、「CO（心拍出量）」とCaO_2が関係している**ということです。心拍出量については、Part 2 → P.50 で詳細に解説していますので、記憶があいまいな場合はふり返ってみてください。

需要と供給が重要

❸酸素消費量 (VO_2) = DaO_2 − DvO_2 = CO × Hb × 1.34(SaO_2 − SvO_2)

　これは、1分間に組織が使用する酸素の量になります。組織に供給される酸素の量（=動脈血酸素運搬量〈DaO_2〉）から、心臓へ戻る酸素の量（=静脈血酸素運搬量〈DvO_2〉）を差し引いて求められます。酸素消費量は感染の有無などによっても変化しますので、**需要と供給が重要なのだと理解してもらえるだけで大丈夫**です。

　あらためて、需要と供給を示すSvO_2（$ScvO_2$）の式を見てみましょう。

$$SvO_2(ScvO_2) = SaO_2 − VO_2/1.34 × Hb × CO$$

　これらの値を血ガス分析で確認すると、**SaO_2とHb**が確認できます。心拍出量（CO）は前負荷、後負荷、心収縮力、心拍数などに規定されるので血ガス分析からは読み取りにくいですが、前負荷（循環血漿量）といった点で、Hbやヘマトクリット（Ht）は参考になるかもしれません。

　さて、「SaO_2」は動脈血のHbと酸素が結合している割合なので、酸素供給の最初の段階を反映しています。Hbは最大4分子の酸素を一度に運ぶことができますが、**肺への酸素の取り込みが不足している（吸入酸素濃度低下）、または肺胞と血管の間で行われるガス交換が十分にできていない（拡散障害）**と、一度に多くの酸素を運搬することができないため**酸素供給が低下**します。酸素供給が低下すると循環不全に陥る可能性が高くなるため、血ガス分析での確認が必要になります。

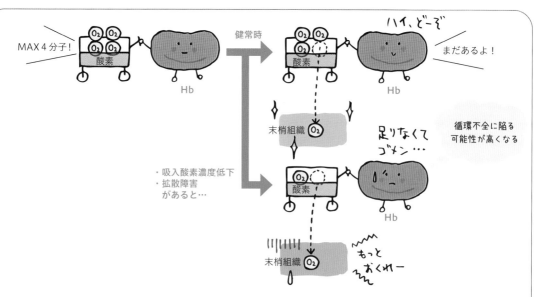

循環不全が示唆される場合、仮に「CO」が正常であれば、さらなる問題点を探るためにSaO2とHbに異常がないかを確認するとよいということですね。

異常の有無	対応
SaO2に異常あり ➡	適切な酸素投与を実施 （ショックを伴う場合は、気管挿管＋人工呼吸管理も検討）
Hbに異常あり ➡	輸血を検討 ● 1つの指標として、『日本版敗血症診療ガイドライン2020』[5]では、敗血症性ショックの初期蘇生において、赤血球輸血はHb値7g/dL未満で開始することを弱く推奨（GRADE 2C） ● 冠動脈疾患がある場合でも、Hb値7〜8g/dLが推奨されている[6]

各病態に合わせた赤血球輸血を検討しよう

そのほか、補足的にpH、動脈血二酸化炭素分圧（$PaCO_2$）、重炭酸イオン（HCO_3^-）、塩基過剰（BE）も確認しておくとよいでしょう。理由は、**循環不全に伴う代謝性アシデミアが存在している可能性があるため**です →P.18 。

こんなときは注意！

基準値

PH：7.40 ± 0.05 ……………… アシドーシスに傾いている
$PaCO_2$：40 ± 5mmHg ……… 正常〜低下
HCO_3^-：24mEq/L ………… 低下している
BE：0 ± 2mEq/L …………… -2.0未満のとき、代謝性アシデミアを疑う

代謝性アシデミアが進行中？

pHがアシドーシスに傾き、$PaCO_2$が正常〜低下、HCO_3^-が低下している場合は、何らかの原因で代謝性アシデミアが進行していることを示唆しています。BEは$PaCO_2$が正常だった場合、適切なpH（7.40）に戻すために必要な酸の量を示しています。すでに酸の量が多い場合、BEはマイナスに傾くため、BE：-2.0未満であれば代謝性アシデミアをあわせて疑います。

● 循環不全の原因として、酸素運搬能の評価（CO、SaO2、Hb）も確認する。
● 循環不全に伴う代謝性アシデミアの存在を知ることも、血ガス分析の解釈として必要である。

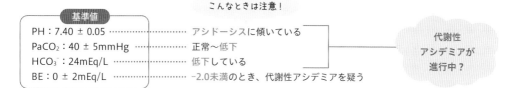

代謝性アシデミアの存在も忘れてはなりませんぞ〜

1人でできたよ！

学んだ知識が
味方になる♪

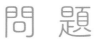

問 題

1 **フィジカルアセスメント**について<u>誤っているもの</u>を1つ選んでください。

1. アセスメントとは、情報の整理と統合のことである。
2. フィジカルアセスメントに必要な情報は、問診やフィジカルイグザミネーションと呼ばれる身体診査を用いて集める。
3. フィジカルイグザミネーションでは視診、触診、打診、聴診などを行い、情報収集していく。
4. 毛細血管再充満時間(CRT)の脱水における陰性尤度比は6.4倍である。

---

2 **バイタルサインの説明**について<u>適切なもの</u>を1つ選んでください。

1. 私たちが普段見ている血圧(収縮期血圧)は心拍出量×全末梢血管抵抗で規定されている。
2. 心臓の一回拍出量を規定しているのは、「前負荷」「後負荷」「心収縮力」である。
3. 血管内脱水(循環血漿量低下)状態だった場合、1回の拍出力を増すために徐脈になる。
4. 血管内脱水(循環血漿量低下)状態だった場合、1回拍出量変化率(SVV)は低くなる。

---

3 **胸部X線画像**について<u>誤っているもの</u>を2つ選んでください。

1. 胸水がたまると肋骨横隔膜角(CP-angle)が鋭角に写る。
2. 肺水腫は、漏れ出した水分が間質や肺胞壁〜肺胞腔内を水浸しにするため、肺野の濃度が上昇することで浸潤影として写る。
3. 血管影や臓器の外縁が不明瞭な所見を「シルエットサイン陰性」と呼ぶ。
4. 肺区域とは、区域(segment)で分けられている肺の領域(S^1〜S^{10})を指す。

---

4 **循環動態に関係している検査データ**について<u>適切なもの</u>を2つ選んでください。

1. 循環血漿量が低下すると、浸透圧が高まるためNa値は増加し、BUN/Cr比は20以下に減少する。
2. 乳酸値(Lactate)が増加している場合(Lactate > 2 mmol/L)、循環不全を疑う。
3. 酸素の供給(運搬)と需要(消費)のバランスを考えるうえで、「SaO_2」「$PaCO_2$」「Hb」「Ht」などの値を意図的にみる。
4. 循環血漿量保持能力を間接的に推察できる栄養データとして、「Alb」「ChE」などが挙げられる。

答えは次のページ

解答＆解説

問題1の答え

4

ここをおさらい！

P.45
P.47

解説 アセスメントとは、情報の整理と統合のことを指す。アセスメントに必要な情報は、問診やフィジカルイグザミネーションとよばれる身体診査を用いて集める。フィジカルイグザミネーションでは視診、触診、打診、聴診などを行い情報収集していくが、観察すべきポイントを理解したうえで頭からつま先までを視て、触って、聴診器などのデバイスも用いながら行っていくことが必要。本書では、ある症状があった場合の脱水の確率について、**陽性尤度比**を用いて解説している。

Answer → CRTが延長している（＝陽性）場合に脱水である確率は6.9倍であり、臨床的意義は高い。腋窩の乾燥があると脱水である確率が高いという所見も特徴的である。

問題2の答え

2

ここをおさらい！

P.50
P.53

解説 私たちがみている血圧（平均血圧）は、心拍出量×全末梢血管抵抗で規定されており、心拍出量は一回拍出量×心拍数で、**Answer** → 一回拍出量は「前負荷」「後負荷」「心収縮力」で規定されている。私たち看護師が比較的容易にモニタリングでき、介入可能な部分として、「心拍数」「前負荷」「後負荷」「心収縮力」が挙げられる。血管内脱水だった場合、心拍出量を稼ぐために頻脈となり、1回ごとの心拍出量は変化するため、変化率を示すSVV（％）は高くなる。ICUや高度治療室（HCU）などで動脈圧波形がモニタリングできる場合は、動脈圧波形をみるだけでも脱水の有無が評価できるため、注意して観察するとよい。

問題3の答え

1、3

ここをおさらい！

P.57
P.58

解説 **Answer** → 胸水がたまると肋骨横隔膜角（CP-angle）は鈍角になる。胸水貯留の変化は経時的に胸部X線画像を読影することで評価しやすくなる。肺水腫は心不全やARDSなどの病態で現れる異常陰影であり、漏れ出した水分が間質や肺胞壁〜肺胞腔内を水浸しにするため、肺野の濃度が上昇することで浸潤影として写る。

Answer → 血管や臓器外縁の境界が明瞭であればシルエットサイン陰性、外縁の境界が不明瞭に見える場合をシルエットサイン陽性と表現する。シルエットサインが陽性になる理由は、水分や腫瘍が存在すると画像に写っている血管や臓器の隙間が埋まることで、境界が不明瞭になるためである。

問題4の答え

2、4

ここをおさらい！

P.62
P.65

解説 循環血漿量が低下すると、浸透圧が高まるためNa値は増加し、BUN/Cr比は20以上に増加する。**Answer** → 乳酸値は循環不全を見抜くうえで重要な検査データである。乳酸値（Lactate）> 2 mmol/Lのように増加している場合は循環不全を疑うことができる。また、循環不全とは末梢組織への酸素供給の不足であるため、循環不全の酸素の供給と需要のバランスを示すSvO₂（ScvO₂）の理解は循環不全のアセスメントに役立つ。SvO₂（ScvO₂）を求める計算式から、「SaO₂」「Hb」「CO（心拍出量）」の安定化を図ることが循環動態安定につながることが理解できる。

「CO」に関係している前負荷（循環血漿量）の保持能力を推測するうえでは、分子量の大きいAlbは有用である。**Answer** → 栄養状態評価という点では、Albは半減期が20日と長く精度が低いため、ChEを含めた栄養状態のアセスメントを検討してもよい。

急性期（ICU・救急）における専門的な輸液管理

ここからは、いよいよ ICU・救急などで行われる専門性の高い

輸液管理について学習します。

急性期にある患者に対してハイレベルな輸液管理が求められますが、

Part 1、2 に引き続きやさしく解説していきます。

それぞれの病態や症状、治療などとあわせて、

さらに実践的な知識を学んでいきましょう。

1 どの輸液をいつまで投与する？
最低限必要なカロリーは？

周術期の輸液管理

侵襲度の高い手術のとき

手術を受けるということは、外科的に直接組織破壊を行うため、身体へ大きな影響を与えることが何となく理解できます。しかし、じつは**手術による侵襲というのは、手術操作自体による侵襲だけではありません。**例えば、出血や循環動態の変動、全身麻酔、体外循環、手術中の低体温など、**さまざまな原因によって生体への反応が引き起こされるのです。**カテコラミンの分泌、ストレスホルモンとしてコルチゾールの分泌亢進、術部位局所の強い炎症反応によるブラジキニンなどの血管作動性物質（ペプチド）の生成などが血管透過性亢進の原因になります。

そのため、侵襲度の高い手術を簡単に述べると、「**切開する創部の範囲が広く、かつ長時間に及び、循環動態を維持するために多くの輸液や輸血、体外循環を行う必要のある手術**」といえます。これらの程度が大きいほど手術侵襲に伴う生体反応は強くなっていきます。

さて、このような周術期ですが、みなさんは医師のオーダーを確認したうえで輸液管理を行っているはずです。それではなぜ、術後の輸液が〇〇でオーダーされているのかは知っていますよね？

「もちろんです。周術期は侵襲期にあるから血管透過性が亢進していてサードスペースに水が逃げやすいので、細胞外液補充液（等張電解質輸液）を投与しています」

このように答えてくれた読者のみなさん、ちゃんと勉強していますね。……しかし、惜しい！80点です。周術期の特徴と適切な輸液選択といった点で正解です。付け加えるなら、**侵襲時の代謝や投与カロリーなども含めた理屈が説明できるとよりよいでしょう。**

80点の人に、
ハイ！ 飴ちゃん

1　周術期の輸液選択

前述したように、手術により生体侵襲が加わると 血管 から 間質 へ水は逃げていきます。この場合の 間質 は、侵襲により機能不全に陥っている「**サードスペース**」とよばれる 間質 になります → P.79 。そのため、細胞外液補充液を投与することは細胞外のボリュームを確保するといった点で必要なことです。

加えて、生体侵襲が身体にもたらす変化の1つに、**インスリン抵抗性の増大**（インスリンの機能が低下し、体内への糖の取り込みと利用が不十分になる状態）が挙げられます。みなさんは、外科的高血糖という言葉を聞いたことがあるかと思いますが、**手術後には高血糖に陥りやすい**という特徴があります。「手術の後は身体が弱っているから、栄養をしっかり入れてあげたい」という気持ちもあるかとは思いますが、手術後の身体はブドウ糖を適切に処理する能力が一時的に低下しているため、急性期にはそれほど必要ないのです。

とはいっても、まったくブドウ糖負荷をしない（カロリー投与をしない）でよいかといわれると、そうではありません。ただでさえ侵襲に伴う筋肉由来のタンパク質分解（糖新生）が進行しやすい状況なので、最低限のブドウ糖負荷は必要です。そのため、私たちは最低限の糖負荷が1日どの程度必要なのかを知る必要があります。

短期間輸液時の最低必要熱量(kcal)/日：ブドウ糖1~2g/kg/日

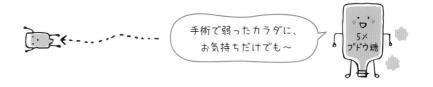

手術で弱ったカラダに、お気持ちだけでも～

一般的な成人患者（60kg）だった場合、60〜120g/日（約240〜480kcal/日）程度のブドウ糖負荷があればよいという計算になります。最低限の糖負荷を行うことで、異化亢進やケトーシスを防止することが可能だとされています。ここに、1日に必要な水分量を含めたオーダーにする必要があります。

> 体内の糖不足あるいはインスリン欠乏により、エネルギー源として血中の糖を利用できないと、肝臓や筋肉中のグリコーゲンを消費し、その後に脂肪を分解してエネルギーを産生します。ケトン体はその脂肪分解の過程で肝臓にて産生され、血中に増加した状態をケトーシスといいます（＝高ケトン血症）。ケトン体は酸性物質なので、蓄積によりケトアシドーシスとなり意識障害や昏睡などの症状を引き起こします。

Part 1 → P.4 ではすでに「1日に必要な水分量、電解質」などについて述べてきました。

1日に必要な水分量：25～30mL/kg/日

これらの条件を満たす輸液オーダーを考えると、**ブドウ糖加リンゲル液**が適当のように思います。これは、ブドウ糖を含んだ細胞外液補充液であり、商品名を挙げるとヴィーン®D（ブドウ糖加酢酸リンゲル液）、ラクテック®D、ソルラクト®D（ブドウ糖加乳酸リンゲル液）などになります。血管内のボリュームを確保しながら最低限の糖負荷も可能になるといった輸液ですね。

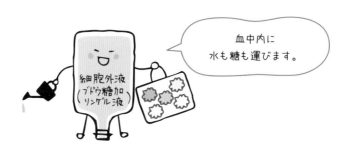

これらは、いずれも500mL中にブドウ糖が25g含有されており、約100kcalが補えます。水分量として考えると、体重60kgの患者であれば30mL/kgで計算した場合、1,800mLとなるため、1日4本投与すれば、2,000mL（400kcal）/日の投与となり、妥当な投与量となります（投与速度は83mL/時）。

2　周術期の輸液管理を見直すタイミング

周術期に細胞外液補充液を減量もしくは維持液に変更するタイミングとしては、手術侵襲の大きさにもよりますが、術後の**侵襲期**から**利尿期**（サードスペースから血管内に水分が返ってくるため尿量が増える時期）に差し掛かったタイミング（術後2～4日）、食事が開始となり自力で水分やカロリーを摂取できるようになったタイミングなどに切り替えることになります。

また、水だけでなく電解質にも注意が必要で、侵襲期には尿量が減ることでカリウム（K）が蓄積されやすくなりますが、**利尿期には多量の尿とともにKは喪失されます。**

あくまで一例ですが、周術期の輸液投与のイメージを右ページに示します。注意すべき点として、これはあくまでベースラインの輸液投与方法ということです。侵襲の度合いによっては、血管透過性の亢進や末梢血管の拡張により血圧低下が遷延し、ベースラインの輸液だけでは不足が生じる場合も多くあります。そのような場合には、Part 2で挙げたような循環動態（特に前負荷）のアセスメント → P.50 を行ったうえで、追加の輸液負荷の必要性について医師に報告することが必要となります。

追加の輸液負荷を行う場合は、糖の入っていない細胞外液補充液（乳酸リンゲル液、酢酸リンゲル液）などが選択されます。必要時、輸血用血液製剤やアルブミン製剤などの循環血漿量を直接増加させるような製剤の選択も検討されます。

周術期の輸液投与（ベースラインの投与イメージ）

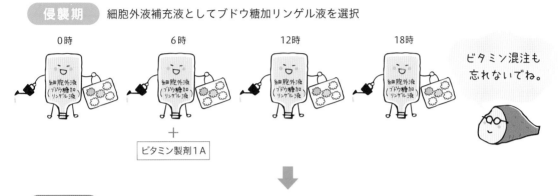

侵襲期 細胞外液補充液としてブドウ糖加リンゲル液を選択

0時　　6時　　12時　　18時

ビタミン混注も忘れないでね。

＋
ビタミン製剤1A

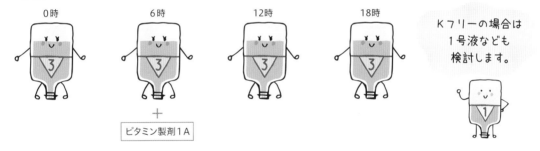

利尿期 3号液（維持液）に切り替えて、食事摂取量などにあわせて投与量を漸減⇒中止していく

0時　　6時　　12時　　18時

Kフリーの場合は1号液なども検討します。

＋
ビタミン製剤1A

3　手術後に輸液管理を控えるケース

　さて、ここでひとつ重要なことを伝えましょう。たとえ侵襲度の高い手術後であったとしても、輸液管理を控えるケースがあります。**心不全や腎不全などINとして入った水分を身体の外に出すことが困難な病態で、かつ肺水腫や胸水貯留など輸液負荷に伴う有害事象を引き起こしやすい場合**です。

　心機能が低下している場合は、適切な心拍出量が確保できず**肺水腫となり、低酸素血症をきたす可能性**があります。また、心拍出量低下により腎血流が確保できない場合、腎臓での糸球体ろ過機能が低下している場合などは、体液貯留だけでなく**電解質異常にも注意が必要**です。K含有製剤であった場合は蓄積することで高K血症に陥る可能性もあります。

　メインの輸液（細胞外液補充液）を絞りつつ、術後の循環動態を確認しながら、適宜輸液負荷を検討するなどのスタンスが望ましいでしょう。

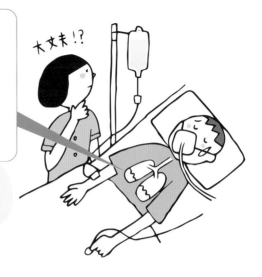

- 心機能低下による心不全（肺水腫）リスクが懸念される患者や腎不全患者は、術後の輸液を絞る傾向にある
- このような患者に通常のオーダー（細胞外液補充液1,500～2,000mL/日）がなされていた場合は、医師に疑義照会が必要！

大丈夫!?

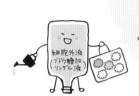

いったん入れたものは
抜けないからな。
足りなかったら補充する、
くらいの余裕をもっとこかー。

侵襲度の低い手術のとき（それぞれで選択される輸液）

次は、侵襲度がそれほど高くない手術だった場合です。先ほど述べた侵襲度の高い手術の逆を考えると、侵襲度の低い手術は「**切開する創部の範囲が狭く、短時間で、全身麻酔や人工呼吸管理を必要とせず、比較的循環動態の安定している手術**」になりますね。

例えば、整形外科の単肢手術や眼科手術など短時間で終わるような手術は、侵襲度の低い手術といえます。また、胸腹部外科の場合でも、クリニカルパスに則り早期退院をめざすような手術も、比較的侵襲度は低いと考えられます。

侵襲度の高い手術

- 切開する創部の範囲が広い
- 長時間に及ぶ
- 循環動態を維持するために多くの輸液や輸血、体外循環を行う必要がある

侵襲度の低い手術

- 切開する創部の範囲が狭い
- 短時間で終了する
- 全身麻酔や人工呼吸管理を必要としない、比較的循環動態が安定している

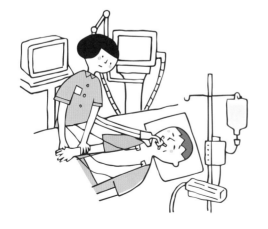

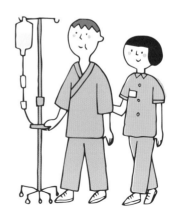

このような場合、**患者に生じる生体反応も軽微であるため、血管透過性亢進も早期に改善**します。細胞外液補充液をだらだらと輸液せずとも、患者の循環動態は早期に安定します。

　輸液管理において重要なことは、不足分のみ正しく補充することです。術後といえども飲水・食事を十分とれているので、術翌日からの輸液は「不要」といった選択肢も検討する必要があります。

　なお、**術後数日以上にわたって絶食が続くような場合は、末梢静脈栄養（PPN）などのアミノ酸製剤投与が検討されます** → P.32。

周術期の輸液投与（侵襲度の低い手術での投与イメージ）

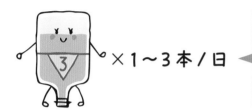

×1〜3本／日

- 術直後より飲水が可能、かつ術後早期から食事ができるようであれば、術翌日からの追加輸液は不要
- 摂取量不足と思われる量だけ輸液を行う。術前の食事摂取量や嚥下障害の有無なども考慮する

POINT

- 周術期における侵襲期には、血管内の水分がサードスペースに逃げている。血管内ボリュームを確保する目的で細胞外液補充が適切である。
- 侵襲期の異化亢進予防のため1〜2g/kg/日の糖負荷も考慮する。
- 心不全、腎不全などの水分貯留傾向にある病態では、患者の個別性にあった輸液管理が重要である。

手術中の不感蒸泄をどう考える？

　周術期の輸液管理を行ううえで、急性期で働いているみなさんは「手術中のIN/OUTバランス」を確認していると思います。

「手術中の輸液や輸血量からINを、尿量や出血量でOUTをカウントして、手術中のIN/OUTバランスを術後管理に活かしていますよ！」

　というみなさん、素晴らしいですね。術後管理は術中の状況や出血量、トラブルの有無なども考慮して経過をみていると、術後管理において起こり得る循環動態の変化や呼吸状態のアセスメントを予測することにつながります。

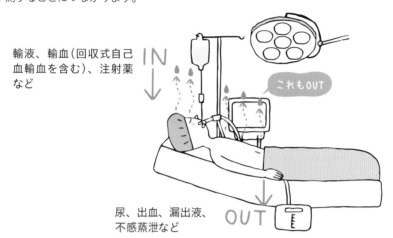

輸液、輸血(回収式自己血輸血を含む)、注射薬など

これもOUT

尿、出血、漏出液、不感蒸泄など

　このような手術中のIN/OUTバランスですが、じつは数字に見えないOUTを手術中の麻酔科医は管理していることを、みなさんご存じでしょうか？　そう、不感蒸泄ですね。麻酔科医は手術を受けている患者のバイタルサインをつぶさに確認しながら、目に見えるIN/OUTの数字を追うだけでなく、**術前の絶飲食の時間に応じた不足分の水分量や不感蒸泄で失われた水分量も計算に入れたうえで輸液管理を行っています。**

手術部位ごとの不足水分量 ＋ 不感蒸泄量

開胸手術	4〜6 mL/kg/時間
開腹手術	4〜6 mL/kg/時間
小手術	1〜2 mL/kg/時間

讃岐美智義：輸液. 麻酔科研修チェックノート改訂第7版. 羊土社，東京，2022：169-179. を参考に作成

手術をコーディネートする麻酔科医ってすごい！

　手術中の不感蒸泄について、普段は皮膚組織というバリアに守られている深部組織ですが、手術創部として体外と交通することで水分が体外に揮発しやすくなります。また、手術中は無影灯という光と熱が加わるため不感蒸泄は増大します(最近はLEDの無影灯が用いられており、光はあるが熱はない状況が増えている)。

　手術創部の大きさや手術時間に比例して不感蒸泄量が増えるのは、このような理由からですね。

2 サードスペースって何？
侵襲による血管透過性亢進

　本書のなかで何度も登場している**サードスペース**ですが、その正体について解説します。

　サードスペースといえば、「**間質に水が逃げる**」などというような表現をよく耳にします。しかし、間質という組織は細胞外に"常に"存在していて、比較的大きな孔を通じて血管と水分の交通がある組織ですよね。

　常日頃から血管内と間質は交通しているため、「間質に水が逃げる」という表現だけではサードスペースを言い表せていません。

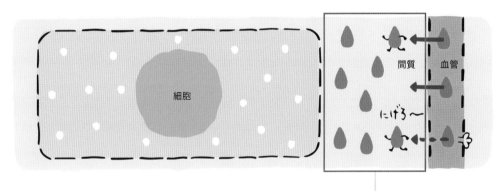

間質 血管

細胞

にげる～

間質に水が逃げる＝サードスペース？

　人間の身体に生体侵襲が加わり炎症が起こると、血管透過性の亢進により血管から細胞間質（間質）へ水分が移動し、間質のゲル構造が変化します。すると間質の水分量や水の移動速度、ゲル構造が変化し、水分が間質を自由に動くことができなくなります。炎症が落ち着くと、水分が自由に動くようになります。

　要するに、「生体に侵襲が加わると、サードスペースとよばれる間質に水が移動する」のではなく、「**生体に侵襲が加わると間質の構造変化が起こるため、サードスペースとよばれる水分が貯留・停滞する"非機能的"スペースが存在してしまう**」がより適切かもしれません。この"非機能的"なスペースに貯留した水分は、血管との交通に寄与しないため、細胞外に存在するけど循環血漿量に影響しない役に立たないスペースということになります。

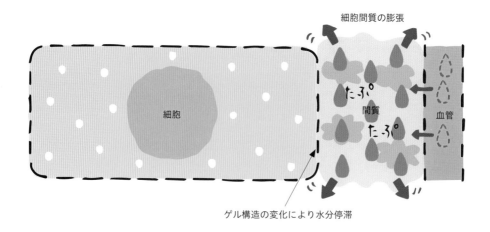

細胞間質の膨張

細胞

間質

たぷ

たぷ

血管

ゲル構造の変化により水分停滞

　この間質の変化について、近年血管内皮の恒常性を保っている**グリコカリックス**という構造物が注目されています。

> グリコカリックスとは、糖タンパク質や多糖類でできた細胞表面を被覆する構造物で、血管内皮だけでなく消化管粘膜など全身に広く存在しています。血管内皮に存在するグリコカリックスの主な役割は、血管透過性の調節、白血球の接着や遊走の調節、血管内血栓の抑制などです。脆弱なので、敗血症をはじめ、手術や外傷などの侵襲にさらされると傷害を受け、血管内皮から剥離されるとされています。

　血管内皮構造物である、このグリコカリックスが剥がれたらどうなるかというと、それまで血管内に保持されていたアルブミンや水分が間質に流れ出てしまうといった**血管透過性亢進**という現象が起きてしまいます。

血管透過性亢進のメカニズム

正常時

通常はグリコカリックスによる血管透過性調整が行われているため、アルブミンや水分が過度に移動することはない

白血球　　赤血球　　血小板　　アルブミン

グリコカリックス

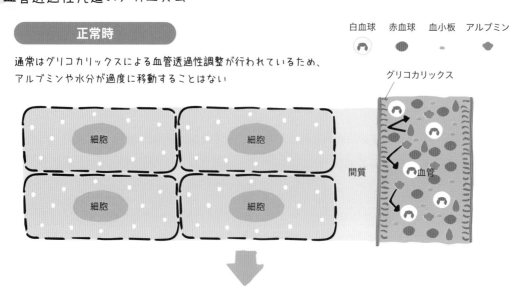

細胞

細胞

細胞

細胞

間質

血管

①炎症が起こるとグリコカリックス構造が破綻し、血管壁から剥離される
②白血球は血管内皮にべったりと接着し、細胞組織へ移動する
　（炎症と戦うために白血球を組織移行させるための血管透過性亢進ともいえる）
③血管透過性亢進によりアルブミンや水分が間質へ移動する
④②のプロセスで血管壁が傷つき、微小血栓が形成される
　（グリコカリックスの血栓抑制作用が減弱することも影響）

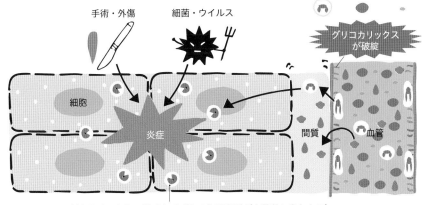

マクロファージ（白血球のうち、単球と呼ばれる無顆粒球が血管外に出たもの）

　この図のように、炎症が起きることでグリコカリックスが破綻すると、血管壁に白血球が接着、あるいは遊走作用が亢進します。細胞組織で炎症が起きると、白血球は凝集して炎症が起こっている戦場へと戦いに赴かなければならないため、血管内皮細胞が強固に結合していると不都合です。

　血管内皮構造が変化し、血管内から間質または細胞組織へ物質が移動しやすくなるという変化は、身体の免疫機能としては、ごく自然な反応ともいえます。炎症の首座が細菌やウイルスだと仮定すると、イメージがしやすいです。

　なお、白血球のうち単球と呼ばれる無顆粒球が血管外に出るとマクロファージとなり、貪食作用を発揮して細菌やウイルスを食べてくれますが、その残渣物が膿として組織に残ります。

　血管透過性亢進によるアルブミンや水分の移動というのは、上記プロセスの弊害としてサードスペースへの水分貯留や循環血漿量の低下として確認されます。

　このように侵襲が起こったときの細胞内・細胞外（間質・血管）のイメージができていると、急性期に輸液療法を行う必要性について理解しやすいでしょう。

POINT

💧 サードスペースとは、生体に侵襲が加わることで間質の構造変化が起こり、水分が貯留・停滞する〝非機能的〟スペースを指す。

💧 血管透過性の亢進は、血管内皮に存在するグリコカリックスの破綻・剥離が大きく影響している。

3 ICUでよくみる電解質異常①
低／高ナトリウム血症

ICUでの輸液療法が必要な場合、あるいは輸液療法による変化として、電解質異常には注意を払う必要があります。電解質は、ナトリウム(Na)、カリウム(K)、クロール(Cl)、カルシウム(Ca)、マグネシウム(Mg)、リン(P)などさまざまありますが →P.17 、ここでは**頻度が高い電解質異常**について解説します。

低Na血症

低 N a 血 症 ： 血 清 N a 135mEq/L以下

低Na血症は、低張性低Na血症、高張性低Na血症、等張性低Na血症の３つに大別されるうえに、さまざまな要因で引き起こされます。まずは主な病態である低張性低Na血症以外の２つをみていきましょう。

1 等張性(偽性)低Na血症

まず前提として、血管内における浸透圧を調整するうえではNaClがその役割の多くを占めています。しかし、じつは浸透圧を調整する役割を担っているのはNaClだけではないのです。

血漿は93％が「水、Naなど」で、残り７％は「脂質、タンパク質」で構成されています。仮に中性脂肪の増加などで、本来７％程度である「脂質、タンパク質」の濃度が高くなれば、相対的に血清Na濃度は低下していきます。この場合、血漿全体でみた場合の血清Na濃度は低くなり、低Na血症となります。しかし、実際は"93％内に存在するNa濃度"に変化はないため、細胞内外の水の移動は起こらず、何ら問題はないということになります。これを**偽性低Na血症**といいます。

陽イオン(mEq/L)	細胞 (40%)	陽イオン(mEq/L)	間質 (15%)	陽イオン(mEq/L)	血管 (5%)

細胞 (40%)
陽イオン(mEq/L)
Na^+：13
K^+：140
Ca^{2+}：$1×10^{-4}$
Mg^{2+}：7.0

陰イオン(mEq/L)
Cl^-：3
HCO_3^-：10
SO_4^{2-}：−
P：107
タンパク：40
有機酸：−

間質 (15%)
陽イオン(mEq/L)
Na^+：145.3
K^+：4.7
Ca^{2+}：2.8
Mg^{2+}：1.0

陰イオン(mEq/L)
Cl^-：14.7
HCO_3^-：6.5
SO_4^{2-}：1.2
P：2.3
タンパク：9
有機酸：5.6

血管 (5%)
陽イオン(mEq/L)
Na^+：140
K^+：4.5
Ca^{2+}：5.0
Mg^{2+}：1.7

陰イオン(mEq/L)
Cl^-：104
HCO_3^-：24
SO_4^{2-}：1
P：2
タンパク：14
有機酸：5

2 高張性低Na血症

血管内の浸透圧を調整する物質がもう1つあります。浸透圧を上げるということは、"ドロドロしたような濃い成分"であるはずですね。そうです、「糖」です。もしも高血糖だった場合、血管内の浸透圧は高くなります。

$$血漿浸透圧(mOsm/L)＝$$
$$2×Na^+＋\{尿素窒素(mg/dL)/2.8\}＋\{血糖(mg/dL)/18\}$$

糖は間質にも血管内と同等の濃度で存在するため、細胞内よりも細胞外の浸透圧が高い状態になります。この場合、細胞内から細胞外へ水分の移動が起こります。しかし、もともと血管内のNa濃度自体に変化はないため、水分で希釈されて低Na血症になってしまいます。この場合、**低Na血症ではあるけれども、血管内ボリュームは豊富であり補液は不要**という状態になります。

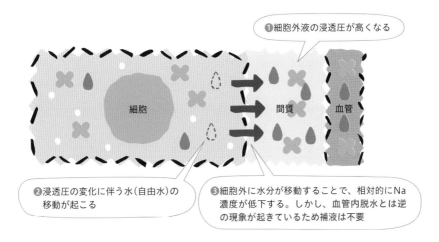

❶細胞外液の浸透圧が高くなる

❷浸透圧の変化に伴う水(自由水)の移動が起こる

❸細胞外に水分が移動することで、相対的にNa濃度が低下する。しかし、血管内脱水とは逆の現象が起きているため補液は不要

細胞　間質　血管

上記2つの低Na血症を疑われた場合は、適正なNa値を算出するために計算式があります。

高血糖であった場合	：	補正Na＝血清Na＋2×(血糖−100)/100
高中性脂肪血症であった場合	：	補正Na＝血清Na＋2×(中性脂肪−100)/460
高タンパク血症	：	補正Na＝血清Na＋1.2×(タンパク−7)

しかし、看護師がここまで理解する必要はそれほどなく、電解質異常があった場合に補正が必要な症状が出現しているか？ もしくは血管内脱水があるか？といったアセスメントを行うこと、そして補正のプロセスで有害事象が起きていないか？を観察することのほうが重要でしょう。

3 低張性低Na血症

さて、本番です。多くの臨床的に問題となる低Na血症が、こちらの低張性低Na血症になります。低Na血症の分類図→P.110にもあるように、低張性低Na血症であった場合、さらに3つに分類されます。

重要なのは、**細胞外液量の評価**です。細胞外液量が減少している場合、正常な場合、増加している場合のいずれなのかを評価していきましょう。

低張性低Na血症の治療は、等張電解質輸液（細胞外液補充液）や3％NaCl点滴の補充となります。

低張性低Na血症の分類

細胞外液量の評価	分類
減少 （血圧低下などの脱水所見）	FE Na低下 or 尿（Na）<20mEq/L： 嘔吐、下痢、胃液吸引 サードスペース、熱傷、K欠乏
	FE Na低下 or 尿（Na）>20mEq/L： 利尿薬、浸透圧利尿、塩類喪失性腎症、アジソン病
正常	SIADH、MRHE 甲状腺機能低下症 糖質ステロイド欠乏 下垂体・副腎機能低下症 心因性多飲、マラソン中の多飲 溶質不足（ビール多飲） 妊娠 サイアザイド系利尿薬
増加 （浮腫・胸腹水の増加）	有効循環血漿量増加： 腎不全
	有効循環血漿量低下（FE Na低下）： 心不全、肝硬変、ネフローゼ症候群

SIADH：syndrome of inappropriate secretion of antidiuretic hormone、抗利尿ホルモン不適合分泌症候群
MRHE：mineralocorticoid-responsive hyponatremia of the elderly、鉱質コルチコイド反応性低ナトリウム血症

深川雅史，柴垣有吾：より理解を深める！体液電解質異常と輸液 改訂3版．中外医学社，東京，2007：53．を参考に作成

低張性低Na血症では
さらに3つに
分類されます。

症状

- 血清Na濃度<130mEq/L：頭痛、嘔吐、食思不振（脳圧亢進による症状）
- 血清Na濃度<120mEq/L：全身脱力感、集中力低下、易刺激性、見当識障害、傾眠、けいれん、意識障害、昏睡など（水中毒・脳浮腫による症状）

　＊2～3日で進行しているような急性の場合は、けいれん、昏睡などの重篤な中枢神経障害を呈する恐れがあるため、ただちに～125mEq/Lまで改善させる必要がある。慢性経過は1週間以上経過している場合を指す

詳しくは
p.88へ。

治療

- 3％NaCl点滴などが用いられるが、**急速な補正は脳幹の障害（浸透圧性脱髄症候群：osmotic demyelination syndrome、ODS）をきたす可能性がある**ため注意が必要
- Na濃度の補正は、急性であれば10mEq/日（0.5～1mEq/時）、慢性であれば8mEq/日（0.5mEq/時）の補正にとどめることを目標とする

高Na血症[2]

高Na血症：血清Na 150mEq/L以上

　私たち人間の身体は、オスモレセプター → P.10 のはたらきにより、浸透圧の変化に応じて細胞内外が相互に反応しながら水分量を変化させていきます（細胞外浸透圧の1～2％の変化でも鋭敏に反応する）。このような水分バランスのホメオスタシス（ADH〈抗利尿ホルモン〉分泌、口渇中枢など）は強力であり、本来高Na血症にはなりにくいはずなのですが、入院患者においては日常的に遭遇します。

　高Na血症で考えやすい原因としては、❶高齢者や乳幼児～小児、入院患者などの飲水が不可能な（または自分で摂取できない）環境である場合、❷強制的な水分排泄（利尿薬の投与）をしている場合、❸高濃度のNaClを投与している場合、水分投与がなされていない場合、などで起こり得ます。

高Na血症で考えられる主な原因

Na過剰であった場合	● 原発性アルドステロン症 ● クッシング症候群 ● 海水溺水 ● 高張輸液の投与　　　など
水排泄過剰（脱水）であった場合	〈腎臓以外からの水排泄〉 ● 発汗過多 ● 熱傷 ● 下痢、嘔吐 〈腎臓からの水排泄〉 ● 利尿薬 ● 浸透圧利尿 ● 中枢性尿崩症 ● 腎性尿崩症 ● 本態性高Na血症　　　など

医原性で
起こりやすいことが
うかがえます。

Part 3　低／高ナトリウム血症

症状

- 血清Na濃度>150mEq/L：口渇感、口腔内乾燥、血圧低下、尿量減少、筋れん縮
- 血清Na濃度>160mEq/L：高熱、過換気、易刺激性、けいれん、腱反射亢進、昏睡や脳出血、くも膜下出血、脳静脈破裂

⬤ 血管内脱水の有無によって決定する

⬤ 高Na血症であっても、血管内脱水の存在が確認されれば、**等張電解質輸液（細胞外液補充液）**を補充する

⬤ 等張電解質輸液（細胞外液補充液）はNaClを多く含んでいる電解質輸液ではあるが、血管内脱水がある場合は**Na総量自体が減っているが、相対的に高Naとなっている**病態が存在していると考えられる。血管内脱水が改善されるまで、モニタリングと評価を継続しながら補液を継続していく

高張性脱水

水分、Naともに低下して、血管内脱水がある場合：
血管内水分が不足することで浸透圧上昇

➡ Na総量は減るが
高Naとなる

細胞

間質　血管

細胞内　　　　　　　細胞外

血管内脱水がない場合は、自由水投与として5％ブドウ糖液を点滴します。低Na血症の治療と同様に、Na濃度の補正は通常1〜2mEq/L/時の速度で行い、急速な改善は脳幹の障害をきたす可能性があるため、1日8〜10mEq/L以下の補正範囲にとどめることを目標とします。

高Na血症の原因が医原性である場合もたびたび目にします。Na濃度の高い等張電解質輸液（細胞外液補充液）を漫然と投与していることが原因であった場合、輸液内容を見直すことが肝要です。

また、中枢性尿崩症など多尿による高Na血症となっているような場合は、上記に挙げた血管内脱水の補正を行いつつ、デスモプレシン（点鼻液または点鼻スプレー）などの治療薬を検討することが必要です。

POINT

⬤ 低Na血症で治療介入の重要性が高いのは**低張性低Na血症**である。治療は等張電解質輸液（細胞外液補充液）や3％NaCl点滴の補充になる。

⬤ 高Na血症は、血管内脱水が確認されれば等張電解質輸液（細胞外液補充液）で水分とNaを投与し、血管内脱水がない場合は自由水として5％ブドウ糖液投与を行う。

⬤ いずれの場合もNa濃度の補正は1〜2mEq/L/時の投与速度で行い、1日8〜10mEq/L以下の補正範囲にとどめる。

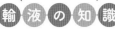

ナトリウム補正って、じつは怖い！

　何らかの原因で低／高ナトリウム(Na)血症となっていた場合、Na補正をする必要があります。しかし、Na補正は不可逆的な中枢神経系症状を引き起こす可能性があるため、じつはとっても注意が必要なのです。

　私たちが回避しなければならない合併症は、脳浮腫や浸透圧性脱髄症候群(ODS)になります。

　Na補正は、**急性であれば10mEq/日(0.5〜1mEq/時)、慢性であれば8mEq/日(0.5mEq/時)の補正にとどめます**。本項では、その理由について解説していきましょう。

■ 高Na血症の場合

　この場合、細胞外の浸透圧が高いため、前提として**❶細胞内から細胞外へ水分の移動が起こっており、細胞内は脱水に傾き、「張度」は低下しています**。細胞が虚脱してしまっては大変なので、身体は「張度」を安定させるために、タウリンやグルタミンなどのアミノ酸の量を増やそうとします。
　急性経過(2〜3日)の場合はそうでもないのですが、慢性経過(1週間以上)であれば、これら**❷アミノ酸成分が「張度」を形成するために正常よりも膨張した状態になります**。この状態で**❸急速に自由水を投与して細胞外の浸透圧を低下させる**と、細胞外から細胞内への水の再移動が起こり、すでに膨張していた細胞が「浮腫」状態になります。これが頭蓋骨という閉鎖空間で起きれば「脳浮腫」ですね。重篤な状態に陥らないように注意が必要です。

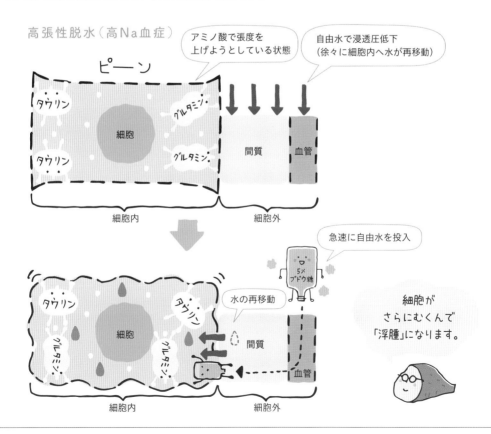

高張性脱水（高Na血症）

アミノ酸で張度を上げようとしている状態

自由水で浸透圧低下（徐々に細胞内へ水が再移動）

ピーン

タウリン　細胞　グルタミン
タウリン　　　グルタミン
間質　血管
細胞内　　細胞外

急速に自由水を投入
5%ブドウ糖

水の再移動
タウリン　細胞　タウリン
グルタミン　　グルタミン
間質
血管
細胞内　　細胞外

細胞がさらにむくんで「浮腫」になります。

■ 低Na血症の場合

　低Na血症では細胞外の浸透圧は低い状態なので、浸透圧の高い細胞内から細胞外へ水分の移動が起こります。この場合、前述したメカニズムとは逆で、細胞内の「張度」が過剰になって膨張しないように、身体はタウリンやグルタミンなどのアミノ酸成分を細胞内から排出させて、**正常より細胞を萎縮させた状態に傾けよう**としています。

　急性経過（2〜3日程度）であればその変化は少ないのですが、慢性経過（1週間以上）であれば、その徴候は顕著です。このような場合に低Na血症を改善させようとすると、細胞内から細胞外へ水分が移動します。前提として、細胞が萎縮傾向にあるなかでのさらなる水分の喪失は、高度な細胞内脱水を惹起する可能性があります。これがODSの病態です。

　脳細胞でこれらの高度な細胞内脱水が発現した場合、仮性球麻痺による構音障害、四肢麻痺、けいれん、不可逆的な意識障害などが生じ、重篤な場合は死に至ります。治療として、5％ブドウ糖液や飲水などの自由水摂取、デスモプレシンで低Na血症の再誘導を行います。要するに、**Na補正を仕切り直す**ということです。このように、Na補正というのは重篤なリスクを伴います。

　重要なことは、**数時間単位〜1日単位での明確な目標値設定を医師と看護師、あるいは薬剤師など医療チーム内で共有し、適切なモニタリングを継続する**ことです。**急速な補正により脳浮腫や細胞内脱水を引き起こし重篤で不可逆的な意識障害などの症状を招く**リスクはありますが、脳浮腫やODSはモニタリングや予防により容易に防ぐことが可能です。知識として知っているだけで防げる合併症なので、必要以上に怖がらず対応しましょう。

リスクを知って、
ケアに活かそう！

4 ICUでよくみる電解質異常②
低／高カリウム血症、その他の電解質

体内で保有しているカリウム（K）の約98％は細胞内に分布しています。細胞外には2％程度しか分布していないということは、血管内で保有できるKは非常に少ないことがわかります。そのため、細胞外に分布しているK濃度が正常範囲を逸脱しないように、細胞内と細胞外のKの移動は分～時間単位でスムーズに行われています。

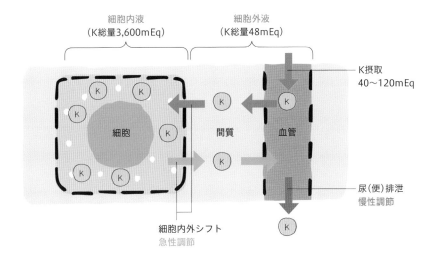

細胞内液
（K総量3,600mEq）

細胞外液
（K総量48mEq）

細胞　間質　血管

K摂取
40〜120mEq

尿（便）排泄
慢性調節

細胞内外シフト
急性調節

細胞内外でのKの移動

どのようなメカニズムで細胞内と細胞外のK移動が行われているかというと、いくつか調節機構はあるのですが、ここでは代表的な2つをおさえておきましょう。

1 インスリンによるK取り込み

インスリンは、細胞外のKを細胞内に取り込む作用があります。これは、高K血症の治療法でもあるグルコース・インスリン療法（GI療法）として、臨床でも目にしたことがあると思います。このGI療法による細胞内へのK取り込みですが、その効果は一時的であるため、GI療法で血清K濃度が低下している間に利尿薬などで体内K総量を減らすような介入を並行して実施する必要があります。

低／高ナトリウム血症・低／高カリウム血症

2 酸塩基平衡異常に伴うK移動

代謝性アルカローシスに傾いた場合、上記インスリンの作用と同様に細胞外から細胞内へのK移動が行われます（低K血症）。また代謝性アシドーシスの場合、細胞内から細胞外へのKの移動が行われます（高K血症）。

つまり、水素イオン（H^+）とKイオン（K^+）は、同じ1価の陽イオンのため、アルカローシスで細胞外のH^+が減少し、細胞内からH^+が補充のために細胞外に出てくると、細胞内の電荷を一定に保つために細胞外のK^+が細胞内に入ります。このため、低K血症となるのです。代謝性アシドーシスでは、この逆の現象が起こります。

Kの排泄

次に、K排泄についてです。**体内のK排泄を調整しているのは主に腎臓**になります。

腎機能が正常であれば、糸球体でのろ過や近位尿細管での再吸収などをくり返しながら、**1日あたり15～200mEq程度のK排泄量に調整**します。腎機能が低下した患者は、糸球体ろ過量が低下するため、K排泄能も低下して高K血症に陥りやすくなります。

低K血症/高K血症で最も怖いのは、何といっても**致死性不整脈の出現、心停止**です。Kは筋肉や心筋が興奮するための細胞膜の静止膜電位に関係しており、K濃度の異常はこれら心筋や筋肉細胞の興奮のしやすさ、しにくさに影響しています。前述したように、Kは細胞外において3.5～5.0mEq/L程度（身体全体の総量からみた2％）しか存在しない電解質であり、**さまざまな原因で容易に正常値を逸脱してしまいます**。ここでは、原因や症状、特に**心電図変化**について解説していきましょう。

低K血症

低K血症：血清K　3.5mEq/L以下

低K血症の原因として、以下があります。

原因

K摂取量の低下による場合	● 長期間の飢餓状態（腎臓で排泄されており、摂取不足が続くと低K血症となる）
細胞内シフトによる場合	● インスリン（血糖値の値にかかわらず、Kの細胞内移動を促進） ● 代謝性アルカローシス（代謝性アルカローシスの場合、Kの細胞内の移動を促進。逆に、アニオンギャップ正常の代謝性アシドーシスの場合はKの細胞外への移動を促進） ● β_2受容体刺激薬（細胞膜のNa/K/ATPaseを活性化して、Kの細胞内への移動を促進） ● リフィーデング症候群 P.140
K排泄量の増加による場合	〈腎外性〉● 下痢、嘔吐　● ドレナージ 〈腎性〉● 尿細管機能異常　● RAA系亢進 P.128　● 利尿薬

症状	
軽度	● 軽度血圧上昇、不整脈
中等度	● 筋力低下、筋肉痛、けいれん、便秘など
重度	● 麻痺、自律神経失調、強度の筋肉けいれんなど ● 深刻な低K血症を伴う横紋筋融解症の報告もある

＊通常、血清K濃度が3mEq/Lを下回るまではこれらの症状は軽微であるとされている

心電図変化

● 低K血症で特異的な心電図所見は、**U波の出現**や**QT延長**などが確認される

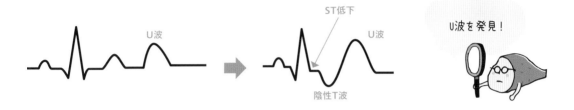

高K血症

高K血症：血清K　5.0mEq/L以上

高K血症の原因と症状[2]として、以下があります。

原因	
K摂取過剰による場合	● 輸血、カリウム製剤の投与 ● 高K含有食（生野菜、果物、肉、穀類など）
細胞内・細胞外シフトによる場合	● アシドーシス ● β受容体拮抗薬 ● インスリン欠乏 ● 細胞崩壊（溶血、横紋筋融解症） ● 高血糖
K排泄量の低下による場合	● 腎機能低下 ● アルドステロン欠乏 ● 急激な塩分制限 ● 薬剤性（K保持性利尿薬、非ステロイド抗炎症薬〈NSAIDs〉、ACE阻害薬）

> ● 特に赤血球製剤中にはKが40〜60mEq/L程度と豊富に含まれており、糸球体でのろ過能が低下しているような腎障害をもつ患者に対しては注意する
> ● 輸血用K吸着フィルターなどを用いながら投与する

症状	
神経・筋症状	● 悪心・嘔吐などの胃腸症状 ● しびれ感、脱力感などの筋肉・神経症状
心伝導障害	● 血清Kが7〜8mEq/Lを超えると致死性不整脈が出現

Part 3 低／高カリウム血症

心電図変化

● 高K血症では、まず**テント上T波**といわれるT波増高が確認される
● K濃度が7.0mEq/Lに近づいてくると、P波は消えて、幅広のQRSと増高したT波が並ぶような波形（=**サインカーブ**）になる

むむっ！
T波の増高!?

血清K （mEq/L）	～4	5.5～	6.5～	7～8	8～9	9以上
心電図 波形の 変化	正常	T波の増高＋ 尖鋭化	テント状T波 PR間隔延長 底辺の短い 二等辺三角形	P波平坦化 PR間隔延長 ST変化 テント状T波	P波消失 QRS幅延長 さらなるテント状 T波	P波消失 サインカーブ

　筆者はRapid Response System（RRS）という病棟横断的な患者対応の役割を担っていますが、すべての病棟ラウンドをするときには必ず、患者のバイタルサインが表示されているモニターを確認していきます。そのなかで一度だけ、セントラルモニター上でT波が増高していると思われる波形を確認したことがありました。

　受け持ち看護師へ情報共有して血液検査データを確認したところ、確かに高K血症（血清K＝5.7mEq/L）に傾いていたという症例を経験したことがあります。このときの原因は、カリウム製剤内服の漫然とした投与継続、スピロノラクトンというカリウム保持性利尿薬の使用による医原性の要因だったので、すぐに当直医に報告して、薬剤の中止と以降の検査フォローを依頼しました。

　波形の特徴を知っておくだけで、患者急変を未然に防ぐことができるという1例でした。

POINT

○ 細胞内と細胞外のK移動を引き起こす代表的な要因には、インスリン作用と酸塩基平衡異常が挙げられる。

○ K排泄の大きな調整機構は腎臓にあるため、腎障害のある患者ではK値の異常に注意してモニターしていく。

○ 高K血症/低K血症ともに特徴的な心電図変化をきたす。高K血症であればテント状T波、低K血症であればU波の出現が特徴的である。

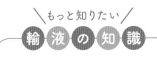
カリウム補正って、じつは怖い！
（内服カリウムもあわせてチェック）

　輸液中に必要なカリウム（K）摂取量は、約40〜60mEq/日程度（腎機能低下時はK排泄量が低下しているため、20mEq/日程度）とされています。Kは腎臓での再吸収能が弱いため、適切に摂取していないとすぐに欠乏してしまいます。

　一般的なK補正では、❶40mEq/L以下の濃度で、❷20mEq/時の投与速度で、❸1日の投与量の限度としては100mEq/日以下と推奨されています。

　上記に加え、最も重要なことを以下に示します。

> ### カリウム製剤は、絶対に原液で経静脈的に投与しない！
> ### 心停止を引き起こす恐れがある

　アメリカの医療分野における第三者評価機関であるJoint Commission International（JCI）では、国際医療安全基準項目において、投薬エラーが発生した場合に患者に有害事象を及ぼす可能性が高い薬剤を**ハイアラート薬**と認定しています。高濃度電解質製剤である静注用カリウム製剤はハイアラート薬に認定されており、部署管理において厳重管理が求められているような薬剤です。

　カリウム製剤を原液で経静脈的に投与すると何がいけないのかを考えてみましょう。
　まず、カリウム製剤の単位を確認しましょう。

カリウム製剤（20mEq/20mL）の一例

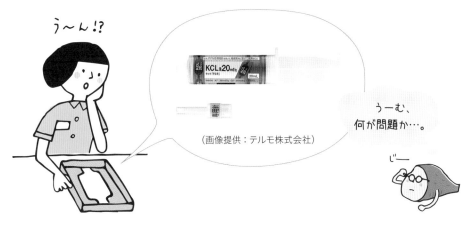

う〜ん!?

（画像提供：テルモ株式会社）

うーむ、何が問題か…。

じー

　上図にあるように、単位は1mEq/1mL（20mEq/20mL）です。一般的なK補正の濃度は、❶40mEq/L以下の濃度とする必要があると解説しました。一般的な投与方法として、カリウム製剤（20mEq/20mL）を500mL生理食塩液に混注することで、❶の濃度になります。
　⇒単位を（L）換算に直すと、40mEq/1,000mL（1L）になります。

さて、それではカリウム製剤原液を投与すると仮定して、単位(mL)を(L)に変換してみましょう。

$$20mEq/20mL \quad \Rightarrow \quad 1,000mEq/1,000mL(1L)$$

ええっ!?

何やら様子がおかしい濃度になりましたね。安全に投与するうえで必要な濃度は**40mEq/L以下**の濃度ですが、カリウム製剤原液で投与しようとした場合、**1,000mEq/L**という異常な高濃度カリウム製剤を静脈内に投与することになってしまいます。これは恐ろしいですね。

適切な投与方法を知っておかないと、カリウム補正はとても怖いということが理解できたでしょうか？

なお、カリウム製剤は**血管痛を伴い静脈炎を引き起こすリスクが高い**製剤ですので、中心静脈カテーテルなどの静脈血流が豊富なアクセスがあれば、こちらを選択します。カリウム補正を開始する下限のK値は疾患によってさまざまですが、3.0mEq/Lは下回らないように3.0～3.5mEq/Lでの補正が多いと感じます。急性心筋梗塞や心不全患者では4.5mEq/L以上に保つように推奨されています。

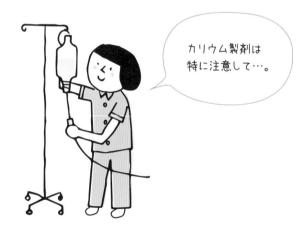

カリウム製剤は
特に注意して…。

5 ICUでの腕の見せどころ、患者を救おう！

ショック（敗血症を除く）

ショックとは

「ショック」と聞くと、患者が重篤な状態であることが容易に想像できますよね。ショックの状況（または状態）を判断する際に考えなければならないこととして、緊急度、重症度の2つの側面で考える必要がありますが、ショック状態を放っておくと死に至る可能性が高く、早急に対処しなければなりません。そのため、原因にもよりますが緊急度、重症度ともに高い状態であることが推測されます。

さて、そのショックですが、みなさんはその定義を知っているでしょうか？ これはとても大切なことで、ショック管理をするうえではおさえておかないと合理的な管理ができません。

ショックの定義[3]	生体に対する侵襲あるいは侵襲に対する生体反応の結果、重要臓器の血流が維持できなくなり、細胞の代謝障害や臓器障害が起こり、生命の危機に至る急性の症候群

あらためて確認すると、"血圧が〇mmHg未満で〜"のような文言ではありませんね。ショックと聞くと、どうしても血圧低下が先行してイメージされがちなのですが、**組織灌流低下による酸素やエネルギーの供給不足に陥った状態**こそが「ショック」状態だということですね。

みなさんは、Part 2「もっと知りたい輸液の知識：動脈血液ガス分析」 → P.65 で酸素運搬能について学習しました。組織における酸素需給バランスを示すSvO_2（$ScvO_2$）の式を以下に示します。

$$SvO_2(ScvO_2) = SaO_2 - VO_2/1.34 \times Hb \times CO$$

適切に組織に酸素を供給するためには、SaO_2、**Hb**、**CO**（一回拍出量×心拍数）が重要だということがわかります。そのため、ベッドサイドで患者のアセスメントや呼吸循環管理を行う私たち看護師は、以下を考えながらショック管理をしていく必要があります。

❶ 体内のSvO₂を維持するために、酸素消費量を最小限に抑え、適切な酸素投与を行う
　　＊酸素消費量を最小限に抑えるためには、シバリングの予防や呼吸仕事量の軽減、活動と休息のバランスを調整するなどの管理も重要

❷ 極端なHb低下を避けるために適宜輸血を検討する

❸ CO（心拍出量×心拍数）を適切に維持するために、一回拍出量（SV）の構成要素である**前負荷**、**後負荷**、**心収縮力**のアセスメントを継続し、不整脈などの影響で循環動態にネガティブな影響を及ぼしている場合には心拍数の正常化を図る（例えば、心房細動の治療など）

ショックの分類

ショックは、以下の4つに分類されます。

　　■血液分布異常性ショック　　■心原性ショック
　　■循環血液量減少性ショック　■心外閉塞性・拘束性ショック

　感染やアナフィラキシーに伴う血管拡張に由来する血液分布異常性ショックは次項→P.103で解説しますので、本項ではそれ以外の循環血液量減少性ショック、心原性ショック、心外閉塞性・拘束性ショックについて解説します。

循環血液量減少性ショック

1　病態と原因

　何らかの原因で**循環血液量が低下して、組織灌流障害をきたすショック**です。出血性／非出血性に大別されます。

　原因は、出血であれば「体表や体内からの出血」、非出血性であれば「熱傷に伴う皮膚からの水分喪失」「嘔吐・下痢などによる消化液の大量喪失」「腎臓からの水分喪失」「侵襲に伴うサードスペースへの水分喪失」などが挙げられます。

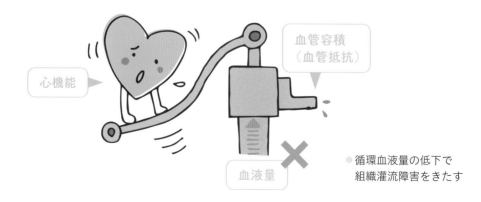

心機能　血管容積（血管抵抗）　血液量

● 循環血液量の低下で
　組織灌流障害をきたす

2 治療

出血であった場合、部位や程度によって治療方法はさまざまです。

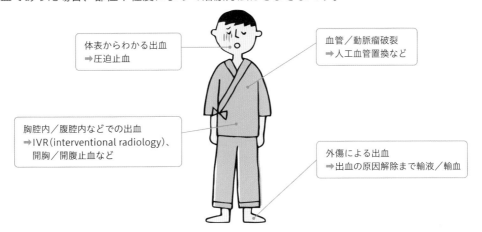

体表からわかる出血
➡圧迫止血

血管／動脈瘤破裂
➡人工血管置換など

胸腔内／腹腔内などでの出血
➡IVR(interventional radiology)、
　開胸／開腹止血など

外傷による出血
➡出血の原因解除まで輸液／輸血

　出血性／非出血性いずれの場合も、根本となる原因にアプローチしながら組織障害が起きないように、酸素供給の維持、血圧の維持を行っていきます。

3 輸液管理

	非出血性	出血性・大量出血時
投与する輸液	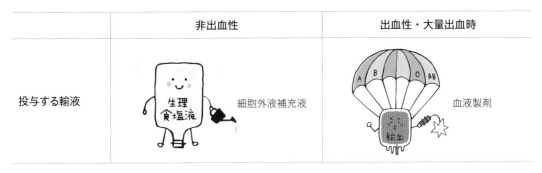 細胞外液補充液	血液製剤

　細胞外液補充液投与による血管内容量確保が必要になるため、バイタルサインをモニタリングしながら、喪失量に応じた**大量輸液**を行います。

　18〜20Gの太い針で複数本のルートを確保し、時間が許せばCVカテーテルなどの急速に大量輸液が行えるような安定したラインを確保します。

　輸液量のめやすとしては、出血量や喪失量をカウントできれば一番よいのですが、体内からの出血であった場合は推定困難です。そのため、**ショック指数（ショックインデックス）という簡易式を用いて推定出血量を判断していきます。**

$$ショック指数 = 心拍数（HR）/収縮期血圧（sBP）$$

　このショック指数は**非常に簡便**です。心拍数が高ければ高いほど、収縮期血圧が低ければ低いほど、ショック指数は高くなっていきます。

例）HR：120（回／分）/sBP：60（mmHg）＝ 2.0（ショック指数）➡ classIV（重症）

パッと
わかるね！

ショック指数

	Class I（正常）	Class II（軽症）	Class III（中等症）	Class IV（重症）
ショック指数	0.5	1.0	1.5	2.0
推定出血量(mL)	750未満	750〜1,500未満	1,500〜2,000未満	2,000以上
推定出血量(%)	15未満	15〜30	30〜40	40以上
心拍数(回／分)	100未満	100〜120	120〜140	140以上
収縮期血圧	正常	正常	低下	低下
症状・所見	なし／軽度の不安	頻脈、蒼白、冷汗	呼吸不全、乏尿	意識障害（虚脱）・無尿

　このショック指数の有用なところは、数値的な重症度だけでなく出血量が推定できるところにあります。なので、推定出血量に対して輸液／輸血量を検討することが可能です。

どこかでみたことがある単語が並んでいる…。

　なお、"上表の赤字の部分はどこかで見た"と思ったあなたは素晴らしいですね。Part 2「輸液を行うときに気になる身体所見」→ P.48 を再度確認してみましょう。そうです、ショックの5徴候です（上表には「脈拍触知不能」のみなし）。ショック管理をするうえでは、フィジカルアセスメントの所見もあわせて評価することの重要性につながりましたね。

　表のなかに、「乏尿」〜「無尿」という記載もありますが、一般的に高侵襲状態での患者管理やショック状態離脱のめやすとして、**尿量≧0.5mL/kg/時が確保できているかどうか**が1つの指標になるので、あわせて覚えておくとよいでしょう。

　さて、それでは重要なポイントについて述べていきましょう。

　大量出血が原因であった場合の輸液管理においては注意が必要です。一般的な循環血漿量低下の場合は細胞外液補充液を投与しますが、大量出血の場合においては**急速投与による弊害、血液の希釈によるネガティブな影響**を念頭に入れておく必要があります。

　細胞外液補充液は、血液の張度に近づけるための電解質や糖で浸透圧を調整した製剤になりますが、この輸液のなかには血漿成分がもちろん入っていません。そのため❶投与することで血液は希釈し、**凝固因子が低下するため、止血困難になる**可能性があります。また、冷たい輸液の急速投与によって❷**低体温**となり、❸前負荷増加による**血圧上昇はさらなる出血を惹起**します。低体温は、アシドーシス、凝固異常と並んで"外傷における死の3徴"として予後不良の因子に挙げられます。

細胞外液補充液の大量投与で起こりうるリスク

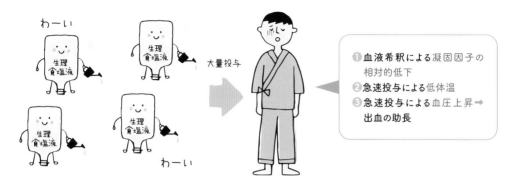

わーい
生理食塩液

生理食塩液

大量投与

生理食塩液

生理食塩液

わーい

❶血液希釈による凝固因子の相対的低下
❷急速投与による低体温
❸急速投与による血圧上昇→出血の助長

そのため、大量出血によるショックの場合、最適な対応（橈骨動脈の拍動を触れている場合）は**なるべく血液希釈や血圧上昇を回避するために、細胞外液補充液の投与は最小限に抑え、赤血球製剤や新鮮凍結血漿、血小板製剤を投与する**となります。

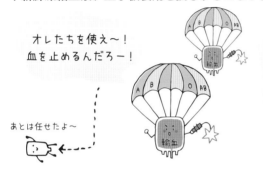

オレたちを使え〜！
血を止めるんだろー！

A B O AB 輸血

A B O AB 輸血

あとは任せたよ〜

手術による根本的な止血を行う態勢が整うまでの間は急速投与を行わず、あえて低血圧の状態を容認する方針（"permissive hypotension"＝低血圧の容認、または"deliberate hypotension"＝意図的な低血圧）が推奨されています。

心原性ショック

1 病態と原因

心原性ショックは、読んで字のごとく心臓が原因で陥るショックを指します。

虚血性心疾患や心筋炎、弁膜症など、さまざまな原因がありますが、病態は**心拍出量が減少することで組織灌流障害が起こるといったポンプ失調障害**です。

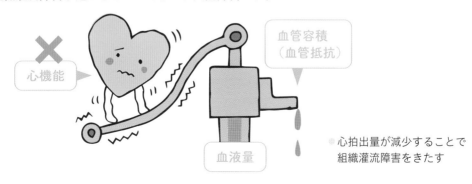

血管容積
（血管抵抗）

心機能

血液量

◦心拍出量が減少することで組織灌流障害をきたす

2 治療

　治療は、循環動態を維持しながら、原因に対してアプローチします。

　虚血性心疾患であれば経皮的冠動脈インターベンション（percutaneous coronary intervention：PCI）による再開通療法、心筋症であれば心筋障害が回復するまでカテコラミンなどによる薬物療法、大動脈内バルーンパンピング（intra aortic balloon pumping：IABP）、IMPELLA補助循環用ポンプカテーテル、経皮的心肺補助（percutaneous cardiopulmonary support：PCPS）などの機械的サポート、弁膜疾患であれば手術適応の判断や内科的治療の検討、不整脈であればリズムや回数のコントロール、など多岐にわたります。

3 輸液管理

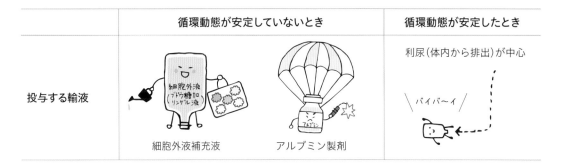

	循環動態が安定していないとき		循環動態が安定したとき
投与する輸液	細胞外液補充液	アルブミン製剤	利尿（体内から排出）が中心

　原因によって、不整脈など輸液管理が不要な場合もあれば、心拍出量が低下している時期の輸液負荷により心不全症状を悪化させてしまうなど有害事象を引き起こすリスクもあり、**画一的な推奨事項はありません。**

　病態のアセスメントを行ったうえで、循環動態が崩れているのであれば**脈拍**、**前負荷**、**後負荷**、**心収縮力**の適正化を図るような、細やかなコントロールが必要となります。

　このような治療介入の判断基準の１つに、**Forrester（フォレスター）分類**が挙げられます。

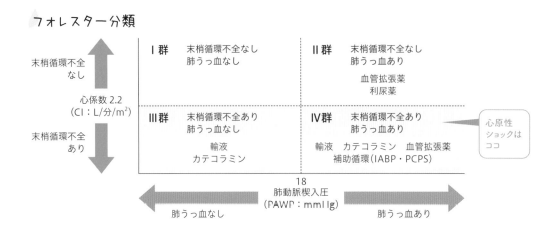

フォレスター分類

| | I群 | 末梢循環不全なし
肺うっ血なし | II群 | 末梢循環不全なし
肺うっ血あり

血管拡張薬
利尿薬 |
| 末梢循環不全なし
心係数 2.2
（CI：L/分/m²）
末梢循環不全あり | III群 | 末梢循環不全あり
肺うっ血なし

輸液
カテコラミン | IV群 | 末梢循環不全あり
肺うっ血あり

輸液　カテコラミン　血管拡張薬
補助循環（IABP・PCPS） |

心原性ショックはココ

18
肺動脈楔入圧
（PAWP：mmHg）

肺うっ血なし　　　　　　　　　肺うっ血あり

Forrester分類のなかで心原性ショックと分類されるのは、カテコラミンなどの薬物療法や機械的サポートが必要な「IV群」に該当します。心拍出量の維持や循環動態の安定化、心不全症状の改善などをめざして管理を行うことになります。

　輸液管理で重要なことは、**循環動態が安定していないときは適宜細胞外液補充液やアルブミン製剤で最低限の補充を行い、循環動態が安定すれば輸液を入れるのではなく、いかに身体から排出させるか(利尿)**を考える必要があります。

心外閉塞性・拘束性ショック

1　病態と原因

　血管の物理的な閉塞、あるいは心臓の圧迫による拡張障害が原因で、**心拍出量が維持できない組織灌流障害**を指します。

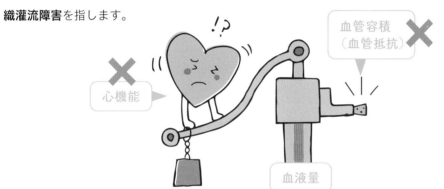

　代表的な病態は、**心タンポナーデ**や**肺塞栓症**が挙げられます。

心タンポナーデ

◉ 心臓を覆っている心膜腔内に血液や水分が貯留することで心臓が膨らみにくくなり、血液の拍出ができずショックに陥る(拡張障害による心拍出量低下)

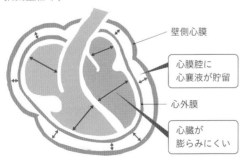

壁側心膜
心膜腔に心嚢液が貯留
心外膜
心臓が膨らみにくい

主な症状
◉ 頻脈、血圧低下、心音減弱など

肺塞栓症

◉ 肺循環である肺動脈に深部静脈血栓(deep vein thrombosis:DVT)などの血栓が飛んで詰まることで発症

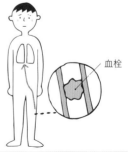

血栓

主な症状
◉ 胸痛、呼吸困難感、頻呼吸、低酸素血症、頻脈など
◉ 無症状の場合もある
◉ 重篤な場合は心停止に至ることもある

2 治療と輸液管理

心タンポナーデでは各症状をアセスメントし、進行の程度を把握します。

肺塞栓症は、血栓の量や範囲によっては、血栓溶解療法を行います（根本的な治療介入が必要）。

	頻脈・血圧低下などがみられたとき
投与する輸液	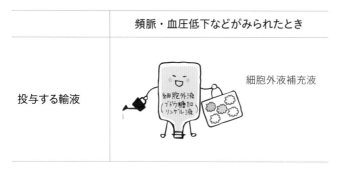 細胞外液補充液

循環動態に与える影響として、**右心系から左心系への血液灌流障害や右室圧上昇による左室圧排のため著しく心拍出量が低下**する可能性があります。そのため輸液管理としては、頻脈や血圧低下などが確認されれば、**心拍出量維持のために細胞外液負荷を行う**必要があります。

この場合の輸液を行う理由は、通常、左室壁は筋量が豊富な圧ポンプなのですが、右心室は筋量が少ないため、容量依存で左心系へ血液が送られるため、右心系での血液停滞が起こっている場合は**容量ポンプである右室からの拍出を増加させるために輸液投与が必要**になるためです。

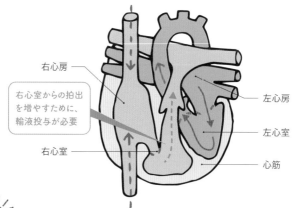

POINT

- **ショック**では、酸素運搬能の考え方に基づいてSaO_2、Hb、CO（一回拍出量×心拍数）の適正化を図る。
- **循環血液量減少性ショック**では、細胞外液補充液の急速投与による弊害（血圧上昇による出血、低体温）、血液の希釈による凝固障害に注意して管理する。
- **心原性ショック、心外閉塞性・拘束性ショックにおける輸液管理には、明らかな正解はない。バイタルサイン、フィジカルアセスメント、検査データ、血液ガス分析、画像検査など、総合的な評価に基づいた病態アセスメントを行い**、その都度、適切な輸液管理を模索していく。

6 感染に負けるな！組織循環を維持しよう！

敗血症における急性期管理

　敗血症、敗血症性ショックは、集中治療管理を行ううえで避けて通れない非常にメジャーな病態です。ショックにおける分類では**血液分布異常性ショック**に分類されます。

　この敗血症が循環動態に与える影響はいくつかありますが、その最たるものが**血管拡張および血管透過性亢進による血圧低下**になります。敗血症、敗血症性ショックについての定義[4]を確認すると、感染症をきっかけに引き起こされる循環不全・臓器障害であることがわかります。

敗血症 ：	感染症に対する制御不能な宿主反応に起因した生命を脅かす臓器障害
敗血症性ショック ：	敗血症で、輸液に反応しない低血圧があり、平均動脈圧65mmHgを保つのに昇圧薬を要し、かつ乳酸値2mmol/L（18mg/dL）以上の状態

定義を確認しましょう。

血管透過性亢進のメカニズム

　それではここから、感染によって侵襲が加わり、炎症が起きた場合のメカニズムを順に解説していきましょう。

感染によって炎症が起きたとき

① 血管内から、免疫機構が組織へ移行しようとする
② 免疫機構が移行しやすいように、血管透過性が亢進する（TNF-α、インターロイキンなどの炎症性サイトカインの作用により、白血球の血管壁への接着や遊走作用亢進が起こる）
③ 血管壁移行時に、血管内皮細胞が傷害される（グリコカリックスも傷害、剥離される）
④ 細胞組織へ移行した好中球、マクロファージ、サイトカインが異物を攻撃する（活性酸素や一酸化窒素〈NO〉を産生して殺菌）
⑤ 食細胞は最終的には死に、死んだ組織・バクテリア・食細胞の集まったものが膿となる

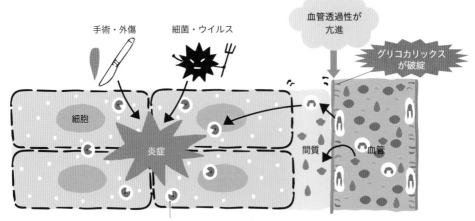

マクロファージ(白血球のうち、単球と呼ばれる無顆粒球が血管外に出たもの)

細胞組織の炎症(細菌やウイルス)と戦うために、血液中の白血球を細胞内に誘導する必要があります。
そのため、血管透過性を亢進させて白血球が通過しやすい状況がつくられます。

　侵襲に伴う炎症とその反応をごく簡単に説明すると、このようなメカニズムで細胞外から細胞内への免疫機能の誘導が行われています。血管内の免疫機能を炎症が起こっている部分に届けるために、血管透過性を亢進させて通過しやすくするというのは、とても理に適っていると思います。

　しかし、このプロセスにおいて、**炎症性サイトカインや発痛物質であるブラジキニン、血管拡張作用を持つヒスタミンやNOなどの産生**が惹起され、血管拡張を引き起こし、血圧が低下します。
　上図は炎症が起こったときの生体反応を説明していますが、この生体反応が部分的ではなく全身に広がった場合、あるいは高度な炎症であった場合、患者の循環動態はより不安定になります。

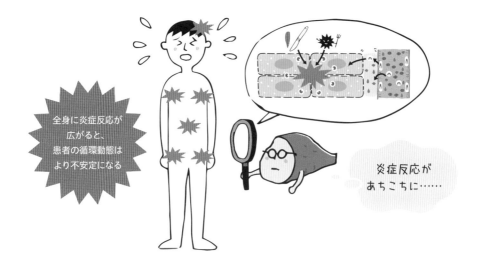

全身に炎症反応が広がると、患者の循環動態はより不安定になる

炎症反応があちこちに……

β受容体感作低下に関連した心収縮力の低下

高度な炎症が起こった場合に、もう１つ重要な生体反応が挙げられます。それは、β受容体の感受性低下に伴う**心筋の陰性変力作用（心収縮力低下）**です。これにより、**カテコラミンの反応性が低下**するという心障害が引き起こされます。

この特徴的な心障害は、sepsis induced myocardial dysfunction（**SIMD**）と呼ばれており、循環動態に悪影響を及ぼします。

これらより、敗血症性ショックの病態は、

①血管拡張に伴う末梢血管抵抗の制御困難（血液分布異常性ショック）
②「SIMD」と呼ばれる心障害

に伴うショックが起こっているといえます。

さて、読者のみなさんはPart 2「輸液を行うときに気になるバイタルサイン」→ P.50 で血圧の構成要素を学びました。この敗血症の病態を血圧の構成要素に絡めて考えると、 後負荷 減少と 心収縮力 の低下が起こっていることがわかります。

---

❶ 血管拡張に伴う末梢血管抵抗の制御困難（血液分布異常性ショック）＝ 後負荷 減少
❷ SIMDと呼ばれる心障害 ＝ 心収縮力

血圧の構成要素

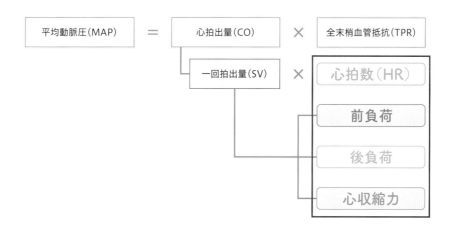

一回拍出量を構成する要素は 前負荷 、 後負荷 、 心収縮力 ですので、 後負荷 、 心収縮力 が低下している病態において輸液負荷（ 前負荷 ）による血管内容量確保は重要になります。

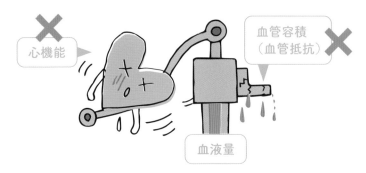

敗血症に対する輸液管理

	初期（初療時）
投与する輸液	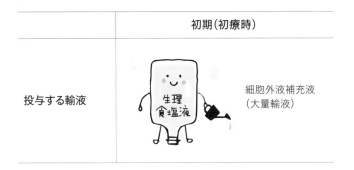 細胞外液補充液（大量輸液）

敗血症における輸液療法では、初期大量輸液を行います。具体的には、**晶質液（生理食塩液など）30mL/kg 以上を 3 時間以内に投与することが必要**とされています[5]。

敗血症による血圧低下は、血管拡張や血管透過性が起こることで生じる血管内容量低下が 1 つの原因なので、まずは細胞外液補充液の大量輸液で血管内容量を確保したいのです[4]。

みなさんは、敗血症（性ショック）で運ばれてきた患者が、救急初療で細胞外液補充液を 2 L程度投与された状態でICUへ入室するのをみた経験があるのではないでしょうか？ 仮に体重60kgの患者だったとして、30mL/kgの輸液を投与したとすると、以下のような計算になります。

$$体重60kg × 30mL = 1,800mL（3時間以内で）$$

これをみると、敗血症初期で 2 L程度の輸液を急速投与していることの違和感は軽減するのではないでしょうか？

その後の管理に困らない程度に、ガンガン入れておこう！

さて、この大量輸液ですが、何を指標に、いつまで実施するのか？ というのは気になるところです。

あまりに大量の細胞外液補充液を投与しすぎると、血圧は改善したけれど胸水貯留や肺水腫になって呼吸管理に影響を及ぼしかねません。また、一度体内に入ってしまった水分はその後に体外に排出しなければならないため、腎機能が低下している患者などではその後の管理に支障をきたします。

そのため、敗血症患者に対して、初期蘇生輸液と同時または早期（3時間以内）に血管収縮薬を使用することも弱く推奨されています[5]。敗血症の病態は血管拡張に伴う後負荷減少も存在するので、適度に血管収縮を促すことで輸液投与量を最低限に抑えることにつながります。

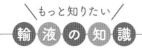

細胞外液大量投与が原因で引き起こされる 代謝性アシドーシス

生理食塩液や細胞外液補充液の大量輸液は、循環血漿量の維持に不可欠ですが、大量に投与することで塩分（NaCl）の負荷が過多になり、後の経過で**代謝性アシドーシス**の原因となります。

下図の「血管内」に注目してみましょう。陰イオンである「Cl」が大量に血管内に蓄積すると、腎臓での酸と緩衝作用をもつHCO_3^-が相対的に低下してしまいます。結果的に、高Cl血症に起因した代謝性アシデミアに陥ってしまうのです。

陰イオン過多によるアシデミア

陽イオン(mEq/L)	細胞(40%)	陽イオン(mEq/L)	間質(15%)	陽イオン(mEq/L)	血管(5%)
Na^+：13		Na^+：145.3		Na^+：140	
K^+：140		K^+：4.7		K^+：4.5	
Ca^{2+}：$1×10^{-4}$		Ca^{2+}：2.8		Ca^{2+}：5.0	
Mg^{2+}：7.0		Mg^{2+}：1.0		Mg^{2+}：1.7	
陰イオン(mEq/L)		陰イオン(mEq/L)		陰イオン(mEq/L)	
Cl^-：3		Cl^-：14.7		Cl^-：104	
HCO_3^-：10		HCO_3^-：6.5		HCO_3^-：24	
SO_4^{2-}：−		SO_4^{2-}：1.2		SO_4^{2-}：1	
P：107		P：2.3		P：2	
タンパク：40		タンパク：9		タンパク：14	
有機酸：−		有機酸：5.6		有機酸：5	

輸液反応性の評価

　輸液反応性の評価は、輸液管理を実施するうえでとても重要です。敗血症による血圧低下に対して、効果的な輸液を行いながらも大量輸液に伴う有害事象を防止するために、最低限の投与に留めることが求められるからです。

　敗血症における初期輸液中は、バイタルサインを注意深く観察し、**乳酸クリアランス**→ P.65や**心エコー**などを用いて組織酸素代謝や循環動態評価を行いながら、過剰な輸液負荷を避けることが重要とされています。

　乳酸値(Lactate)は、全身で嫌気性代謝が行われていることを示す指標だと学習してきました。嫌気性代謝が行われているということは、「細胞組織に酸素が不足している状態」といえます。末梢組織に「酸素が届かない」状態というのは、「末梢組織に十分な血液が供給されていない」ということなので、要するに、**乳酸値の上昇は循環不全を示唆している**といえるのです。これはとても大切なことです。敗血症管理において、**乳酸値を2mmol/L未満**になるように管理するのは重要な指標となります。

　加えて、静的指標や動的指標など、複数の指標を必要に応じて組み合わせて評価することも必要だとされています。

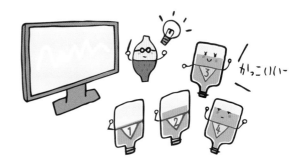

静的指標
- 中心静脈圧(central venous pressure：CVP)
- 肺動脈楔入圧(pulmonary artery wedge pressure：PAWP)

動的指標
- 受動的下肢挙上テスト(passive leg raising test：PLR)
- 一回拍出量変化(SVV)　　　　　　　　など

　CVPなどは、中心静脈カテーテルが挿入されていれば容易に測定できる指標ですが、じつはこのCVPはあまり血管内容量評価の精度は高くないことが知られています。そもそも、私たちが評価したいのは血管内の「容量」であって、CVPでみている「圧」では適切に評価できないでしょ？ ということです。

　そのため、これまで学習してきたようなSVVなどの一回拍出量の変化、または呼吸性に変動する脈圧の揺らぎなどの情報、そして心エコーによるIVC評価や心機能評価などの視覚的情報も含めた総合的な評価を行うことが輸液反応性を評価するうえで重要なのです。

なお、血管内容量（前負荷）確保目的で輸血や膠質液を使用するかといった点についてですが、「敗血症性ショックの初期蘇生において、**赤血球輸血はヘモグロビン値7g/dL未満で開始**することを弱く推奨する」とされています。血管内容量を直接増やすことができる輸血ですが、敗血症管理においては重要視されていないということがわかります。

　また、敗血症患者に対する人工膠質液ですが、腎臓での尿細管障害を惹起するリスクがあるため、使用は控えたほうがよいのではないかという議論がなされてきました。しかし、現在、**重度の敗血症患者においてヒドロキシエチルデンプン含有（HES）製剤は使用禁忌**ということで日本集中治療医学会より提言が出されました[6]。あわせて知識としておさえておくと、適切な輸液管理の助けになります。

Part

3

敗血症

POINT

- 敗血症性ショックの病態は、血管拡張に伴う末梢血管抵抗の制御困難（血液分布異常性ショック）と、β受容体感作低下に関連した心障害である。
- 敗血症の輸液管理では、細胞外液補充液30mL/kg（3時間以内）の初期輸液を行う。輸液反応性を評価しながら、必要時には血管収縮薬を使用し、大量輸液による有害事象を防ぐことも念頭に入れておく。

7 じつはとてもややこしい!? 電解質異常③

SIADHとDKA、HHS

　これまで脱水や電解質異常のハナシをたくさんしてきましたが、Part 3「ICUでよくみる電解質異常①、②」→ P.82 の続編として、ここでは低張性低ナトリウム(Na)血症に代表的なバソプレシン分泌過剰症(抗利尿ホルモン不適合分泌症候群、SIADH)、糖尿病を背景に高度脱水を引き起こす病態である糖尿病性ケトアシドーシス(diabetic ketoacidosis：DKA)、高血糖高浸透圧症候群(HHS)について解説します。

バソプレシン分泌過剰症(SIADH)[7]

低張性低Na血症の分類

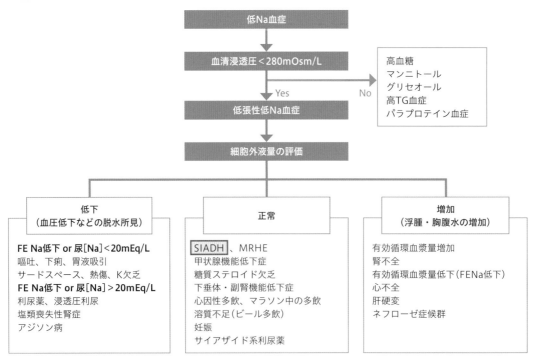

低張性低Na血症ではさらに３つに分類される

＊FE Na：尿中ナトリウム排泄率

深川雅史，柴垣有吾：より理解を深める！体液電解質異常と輸液 改訂３版. 中外医学社，東京，2007；53. より引用

1 病態と原因

体液量「正常」の低Na血症のなかで多いのがSIADHになります（**左図**）[8]。これは**脱水所見を認めない低Na血症の代表的な病態**であり、臨床でもたびたび遭遇します P.84 。

大切なこととして、まずは細胞外液量の評価を行い、細胞外液が正常でない（過剰もしくは不足）場合の鑑別を行ったうえでSIADHを診断します。

バソプレシンとは、視床下部の下垂体後葉から分泌されるホルモンです。抗利尿ホルモンという名の通り、腎臓における水の再吸収を促進して、尿量を減少させます。本来、**バソプレシンは血漿浸透圧の上昇によって分泌が促進され、尿細管内の水分再吸収が促進し、血管内の浸透圧が低下する**といったはたらきをします。

血管内の浸透圧を調整しているのは「Na（浸透圧≒血清Na濃度×2）」なので、バソプレシンの分泌・作用が過剰になると、血管内への水分再吸収が亢進して、低Na血症になるメカニズムです。

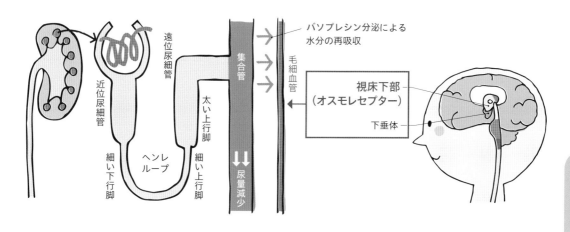

SIADHの原因は主に、**異所性バソプレシン産生腫瘍、下垂体後葉由来のバソプレシン分泌亢進**（中枢神経疾患、肺疾患、薬剤）に分類されます。しかし、その原因は多岐にわたり、多くの悪性腫瘍、神経系感染症、脳梗塞、頭部外傷などさまざまです。薬剤によるSIADHの可能性もあるため、抗うつ薬を服用している場合などは注意が必要です[9]。

これらの原因からも、SIADHは低Na血症の原因として発生頻度が高い病態であることがわかります。SIADHの診断基準を確認すると多くの所見があるのですが、主な特徴はやはり、**脱水所見がない低Na血症**になります。

> 脱水所見がない低Na血症であるSIADHに対して、脱水所見を伴う鉱質コルチコイド反応性低Na血症（mineralcorticoid-responsive hyponatremia of the elderly：MRHE）という病態もあります。臨床像が類似しますが、ナトリウムの補充とともに鉱質コルチコイドというホルモンの補充療法を行うなど、治療法が異なるため鑑別が重要です。

2 治療と輸液管理

SAIDHは、重症度に応じて治療法が異なります。

血清Na濃度が120mEq/L以下で、中枢神経症状を伴うなど、すみやかな治療を必要とする場合は「重症低Na血症」と判断します。

重篤な症状や特別な背景疾患を認めない場合

❶原疾患の治療
- それぞれの原疾患に対する治療を行う

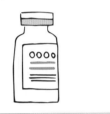

❷水分制限
- 1日の総水分摂取量を体重1kgあたり15〜20mLに制限

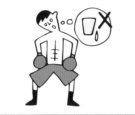

❸塩分投与
- 食塩を経口的または非経口的に投与する（例：塩化ナトリウム〈NaCl〉9g〈3g/回×3回〉）

重症低Na血症の場合

- 上記の対応（原疾患の治療・水分制限・塩分投与）で改善がみられない場合、もしくはすみやかな治療を要するような重篤な症状がある場合は、以下の治療を検討する。

「Na補正って、じつは怖い！」
→ P.87 参照

重症低Na血症（血清Na濃度が120mEq/L以下）で中枢神経系症状を伴うなど、すみやかな治療を必要とする場合	● フロセミドを随時10〜20mg静脈内に投与し、尿中Na排泄量に相当する3％食塩液を投与 ● その際、浸透圧性脱髄症候群（ODS）を防止するために1日の血清Na濃度上昇は10mEq/L以下とする
血清Na濃度の上昇が24時間で10mEq/L、48時間で18mEq/Lを超えた場合	● 3％食塩液の投与をすみやかに中止 ● 5％ブドウ糖液の投与などによって血清Na濃度を再度低下させることを検討 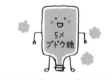
水分制限によって低Na血症の改善を認めない場合	● 成人にはトルバプタン（7.5mg）を1日1回経口投与 ● よりゆるやかに血清Na濃度を補正する必要があれば半量（3.75mg）から開始

上記治療にあたっては、不可逆的な中枢神経系症状を呈することがないように、頻回に採血して電解質モニタリングを行います。異常の早期発見と重症化回避は集中治療看護師の果たすべき使命なので、**目標とする「Na値」と「到達時間」を医師と共有しておくことが重要です。カルテ指示に残しておいてもらうよう医師へ依頼できていると、安全な治療管理につながります。**

サムスカ®、トルバプタン®はバソプレシン拮抗薬であり、SIADH治療薬として投与可能です。

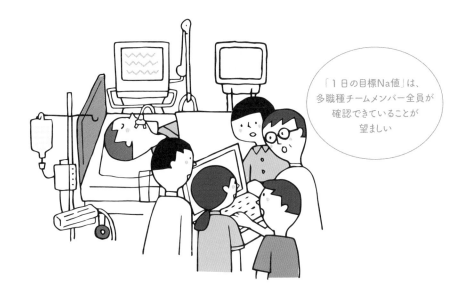

「1日の目標Na値」は、
多職種チームメンバー全員が
確認できていることが
望ましい

高度脱水：糖尿病性ケトアシドーシス（DKA）、高血糖高浸透圧症候群（HHS）

1　病態と原因

　血管内脱水を学ぶうえで**糖尿病**は外せません。糖尿病はICUに入室する患者の多くが合併している"なじみ深い"疾患です。

　私たちはこれまでの学習で、血漿浸透圧について「**血漿浸透圧≒Na×2**」という、おおよその目安を学んできました。これは決して間違いではないのですが、Part 3ではハイレベルな知識を学んでいるので、より具体的な推測式を提示します。

血漿浸透圧(mOsm/L)＝2×Na＋血糖値/18＋尿素窒素(BUN)/2.8

　"おおよそ"の推測式である「血漿浸透圧≒Na×2」も間違いではないのですが、**より詳細に示すと、Naの次に分子量の大きい「ブドウ糖」も浸透圧に関係**しています（BUNも同様に計算するとBUN〈mg/dL〉/2.8が浸透圧に関係している）。

　仮にNa：140mEq/L、ブドウ糖：120mg/dL、BUN：20mg/dLだった場合、どのような計算になるでしょうか？

血漿浸透圧(mOsm/L)
＝2×Na(140mEq/L)＋血糖値(120mg/dL)/18＋BUN(20mg/dL)/2.8
＝280＋6.6＋7.14
＝293.7mOsm/L

前ページの式で考えると、やはりNaが浸透圧を規定している大きな値だということがわかりますね。同時に、血糖が正常であれば、それほど血漿浸透圧に影響しないこともあわせて理解できます。

それでは、この血糖値が正常上限を逸脱した場合を考えてみてください。DKAやHHSであった場合、血糖値は300～1,500mg/dL程度まで上昇する可能性があります。NaやBUNの値を同じと仮定した場合の推測式は以下です。

血漿浸透圧(mOsm/L)
= 2 × Na(140mEq/L) + 血糖値(300～1,500mg/dL)/18 + BUN(20mg/dL)/2.8
= 280 + 16.6～83.3 + 7.14
= 303.7～370.4mOsm/L

血糖の異常な増加により浸透圧が増加することがわかります。

高血糖になると、細胞外の張度が高まるため、濃度勾配により細胞内から細胞外への水分のシフトが起こります(細胞内脱水)。そして、循環動態への最たる影響として「**ブドウ糖」の増加による尿糖の影響で、尿細管内の浸透圧が上昇し、本来、毛細血管内へ再吸収されるはずの水とNaが再吸収されずに「尿」として体外へ排泄される**ことが挙げられます。

この作用は強力で、心拍出量によって制御できないため、適切に対応しなければ脱水や電解質異常、ショックに陥ります。

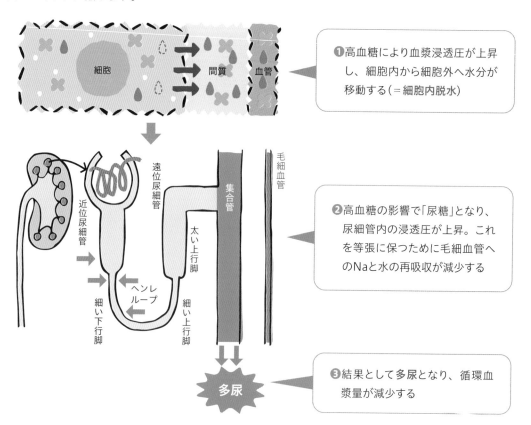

❶高血糖により血漿浸透圧が上昇し、細胞内から細胞外へ水分が移動する(=細胞内脱水)

❷高血糖の影響で「尿糖」となり、尿細管内の浸透圧が上昇。これを等張に保つために毛細血管へのNaと水の再吸収が減少する

❸結果として多尿となり、循環血漿量が減少する

それでは、血糖と浸透圧の関係性が理解できたところで、本項で学ぶべき病態のハナシに移りましょう。

下表[10]は、DKAとHHSの鑑別についてまとめたものです。この2つの病態は非常に似通っており、専門医による鑑別や対応が必要な病態です。看護師である私たちは、**1型糖尿病による高血糖状態をDKA、2型糖尿病による高血糖をHHSと理解したうえで、特徴的な症状、尿ケトン体や電解質の特徴を知っておくだけで十分**です。

特に、DKAではインスリン絶対欠乏を背景にケトン体産生亢進が起こります。これに浸透圧利尿による脱水が重なると、ケトン体代謝・排泄が低下し、**ケトアシドーシス**が生じます。

糖尿病性ケトアシドーシス(DKA)と高血糖高浸透圧症候群(HHS)の鑑別

		DKA	HHS
糖尿病タイプ		主として1型糖尿病	2型糖尿病
誘因		インスリン絶対欠乏	高度脱水
発症年齢		主として若年	高齢
症状		口渇、多飲、多尿	口渇、多飲、多尿
特異的な症状		アセトン臭、クスマウル大呼吸、体重減少、胃腸障害	高度脱水、けいれん、振戦
検査所見	尿ケトン体	陽性〜強陽性	陰性〜弱陽性
	血糖値	300〜1,000mg/dL	600〜1,500mg/dL
	浸透圧	正常〜300mOsm/L	>350mOsm/L
	Na	正常〜軽度低下	>150mmol/L
	pH	<7.3	7.3〜7.4
	BUN	上昇	著明に上昇
	K	軽度高値、治療後低下	軽度高値、治療後低下

日本糖尿病学会編:糖尿病専門医研修ガイドブック 日本糖尿病学会専門医取得のための研修必携ガイド 改訂第8版. 診断と治療社, 東京, 2020:288. より引用

2　治療と輸液管理

DKA／HHSの治療目標は、**❶脱水補正**、**❷インスリン投与**、**❸電解質補正**になります。

❶脱水補正	● 細胞外液補充液を投与 ● 心不全などの既往歴がなければ、500mL/時程度の急速投与	活躍するのはボクらだ！
❷インスリン投与	● 生理食塩液49.5mL+速効型インスリン(ヒューマリン®R)50単位(0.5mL)の持続静注 ● 1〜2時間ごとの血糖測定を実施	インスリン1単位/mL製剤になるよ
❸電解質補正	● 動脈ラインを確保し、電解質測定を行う	

❶脱水補正

● 細胞内・細胞外脱水が起こっている状態のため、**細胞外液補充液**を投与します。

● 患者に心不全などの既往歴がなければ、500mL/時程度の急速投与で血管内脱水の補正を行い、循環動態の安定化を図ります。

❷インスリンの補充

通常の糖尿病ではインスリンの皮下注射を行いますが、DKA／HHSのような異常高血糖による有害事象を引き起こしている場合、悠長に効果を待っている猶予はありません。

> **生理食塩液49.5mL+速効型インスリン(ヒューマリン®R)50単位(0.5mL)**

上記組成でインスリン1単位/mL製剤を作成し、1〜2時間ごとに血糖測定を行いながら医師の指示のもとで厳密な血糖コントロールを行います。

インスリンの持続静脈内投与は、場合によっては急速な血糖値の低下や電解質異常を引き起こすため、モニタリングがとても重要であることを理解しておきましょう。

❸電解質（血清K値）の補正

みなさんは、Part 3「ICUでよくみる電解質異常①、②」→ P.82 のなかで血清カリウム（K）値の増減に影響する要因について学びました。そのなかで、インスリンの作用について触れましたね。そうです、**インスリンは、細胞外のKを細胞内に取り込む作用があります**。DKA／HHSの治療過程では、必ずインスリンを投与するので、**血清K値はインスリンの作用により徐々に低下していき、低K血症に陥るリスクがあります**。

1〜2時間ごとの血糖測定とともに電解質を確認する必要があるため、このような患者管理では**動脈ライン確保が必須**です。動脈ラインからの頻回な採血に加え、大量急速投与や頻回な電解質補正のための中心静脈カテーテル確保などが望まれます。

また、DKAである場合は浸透圧利尿による低Na血症を呈していることが予想されるので、血管内脱水補正とともに、**血清Na値の推移**にも注意を払いましょう。急速な電解質補正とならないように注意することが重要なのは、これまでの学びで理解できているはずです。

> **POINT**
>
> ・SIADHは、低張性低Na血症における代表的な病態である。バソプレシンの分泌・作用過剰による血管内への水分再吸収亢進を背景にした低Na血症であり、その他の病態と同様、不可逆的な中枢神経系症状に留意して電解質補正を行う。1日の目標Na値は多職種チームメンバー全員が確認できていることが望ましい。
>
> ・1型糖尿病による高血糖状態をDKA、2型糖尿病による高血糖をHHSと呼ぶ。高血糖による浸透圧利尿が細胞内／細胞外脱水を引き起こすため、細胞外液補充液による❶脱水補正、❷インスリン投与、❸電解質補正が重要となる。専門医の指示を受けながら、綿密なモニタリングが必要な集中治療病態である。

8 輸液を「足す」より「引く」ことが大事!?
呼吸不全（心不全、ARDSなど）

集中治療領域で頻回に遭遇する心不全、ARDSなどの呼吸不全ですが、この場合の輸液は「足す」よりも「引く」ことのほうが重要になってきます。心不全の項では、輸液療法だけでなく利尿薬の種類や効果についても解説していきましょう。

心不全

浮腫性疾患である心不全は、「体液過剰であるのに循環血漿量は低下している」など、輸液管理が難しいことが多いです。画一的な輸液療法のスタンダードはなく、患者の個別性に合わせたテーラーメイドな輸液選択／利尿薬選択が求められます。

1 病態と原因

心不全という病態は、**心原性肺水腫**、**全身的な体液貯留**、**低心拍出による低灌流**などに分類されます→P.123。また、心不全のなかでも**左室駆出率**（left ventricular ejection fraction：**LVEF**）によって2つに分類して病態を整理します。これらの最大の違いであるLVEFは、LVEF<50％を境界としています。

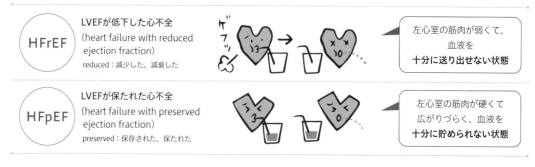

HFrEF	**LVEFが低下した心不全** （heart failure with reduced ejection fraction） reduced：減少した、減衰した	左心室の筋肉が弱くて、血液を**十分に送り出せない状態**
HFpEF	**LVEFが保たれた心不全** （heart failure with preserved ejection fraction） preserved：保存された、保たれた	左心室の筋肉が硬くて広がりづらく、血液を**十分に貯められない状態**

HFrEFとHFpEFは基礎疾患の頻度や予後（HFrEFのほうがより不良）が異なります。またHFrEFでは、治療法（β遮断薬やACE阻害薬など）が確立していますが、HFpEFでは確立していないという現状があります。

2 症状

心不全の症状は、**左心不全症状**、**右心不全症状**に大別されます。

分類	病態	主な症状
左心不全症状	左心機能が低下しているために、左室に血液を送り込もうとする肺にうっ血が生じるとともに、心拍出量が低下するため、低心拍出による症状が現れる	●肺うっ血症状：呼吸困難、発作性夜間呼吸困難(臥位になることで心臓への静脈灌流が増大して肺うっ血／呼吸困難が進行)、起坐呼吸、夜間咳嗽、喘鳴、動悸など ●低心拍出症状：疲労感、倦怠感、めまい、失神など
右心不全症状	右心機能が低下すると静脈からの血液がうっ滞するため右記の症状が起こる	末梢性浮腫、頸静脈怒張、腹部膨満感、肝腫大、食欲低下など

3 治療

治療は、呼吸困難などの症状緩和に努めながら、急性のショック病態など低心拍出に伴う循環動態の影響があるのか、慢性の病態なのかなどを見極めながら選択します。Part 3「ショック(敗血症を除く)」 P.95 で解説した**心原性ショックのような病態**では、フォレスター分類 P.100 の「IV」に沿った治療法(カテコラミンなどの薬物療法、大動脈内バルーンパンピング〈IABP〉、IMPELLA補助循環用ポンプカテーテル、経皮的心肺補助〈PCPS〉などの機械的サポート)を行います。

呼吸困難の改善、酸素化と臓器うっ血、臓器低灌流の改善を最優先としながら、非侵襲的陽圧換気(noninvasive positive pressure ventilation：NPPV)や気管挿管による人工呼吸管理での陽圧換気なども行います。

4 輸液管理

さて、心不全の治療のことを解説し始めるとボリュームが多くなってしまうので、本書のテーマである輸液管理／体液管理にフォーカスして話を進めていきましょう。

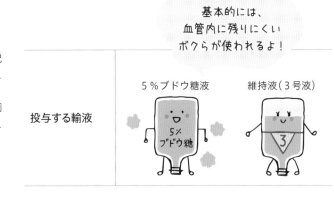

慢性心不全として、肺水腫あるいは著明な浮腫がみられた場合には、まずは減塩・水分制限とループ利尿薬で治療を開始します。輸液療法としては、投与後、血管内に入るとブドウ糖が代謝されて細胞内／細胞外にまんべんなく分布するような(血管内に残りにくい)**5％ブドウ糖液やナトリウム(Na)含有の少ない維持液などをベースに投与**します。除水が必要な状態では、**体重−1.0kg/日前後となるように調整**していきます。

5 体液改善に用いられる利尿薬

　体液貯留に対しては、日々の胸部X線所見や体重、心不全症状の有無と程度などを総合的に判断しながら、**利尿薬での内科的治療**が継続されます。利尿薬は種類が多岐にわたります。それぞれの利尿薬の特徴をおさえておきましょう。

主な利尿薬

分類	一般名	主な商品名	特徴
❶炭酸脱水素酵素阻害薬	アセタゾラミド	ダイアモックス®	**近位尿細管に作用**して、軽度のNa利尿とHCO₃⁻の排泄増加
❷SGLT2阻害薬	ダパグリフロジン	フォシーガ®	●**近位尿細管に作用**して、ブドウ糖の再吸収を阻害して尿細管の浸透圧を高めて利尿を促す
❸ループ利尿薬	フロセミド	ラシックス®	●**ヘンレ上行脚**でNaClの再吸収を抑制し、利尿効果を示す
❸ループ利尿薬	アゼセミド	ダイアート®	●サイアザイド系利尿薬に比べて利尿作用は強いが、降圧作用は弱い。降圧が不十分な場合は、サイアザイド系を併用するとよい ●**クリニカルシナリオ(CS)1には投与しない。CS2、3に投与する** →P.123
❹サイアザイド系利尿薬	トリクロルメチアジド	フルイトラン®	●一般的にはサイアザイド系利尿薬が多く使用されている
❹サイアザイド系利尿薬	ヒドロクロロチアジド	ヒドロクロロチアジド®	●**遠位尿細管**でNa再吸収を抑制し、前負荷軽減 ●eGFR：30mL/分/1.73m²未満ではループ利尿薬をまず投与する
❺カリウム保持性利尿薬	スピロノラクトン	アルダクトン®	●**集合管に作用**して、高アルドステロン作用によるNa/K交換系の抑制、あるいは上皮型ナトリウムチャネル阻害による**Naの再吸収**を抑制
❺カリウム保持性利尿薬	カンレノ酸カリウム	ソルダクトン®	
❺カリウム保持性利尿薬	エプレレノン	セララ®	
❺カリウム保持性利尿薬	トリアムテレン	トリトレン®	
❻バソプレシン拮抗薬	トリバプタン	サムスカ®	●**集合管に作用**して、バソプレシン(V2)受容体拮抗作用により水の再吸収を抑制

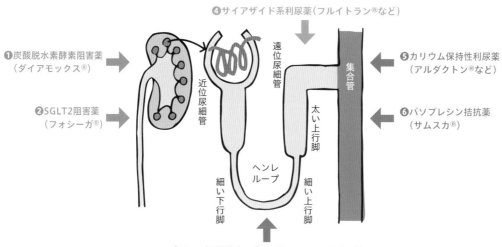

❹サイアザイド系利尿薬(フルイトラン®など)

❶炭酸脱水素酵素阻害薬（ダイアモックス®）

❷SGLT2阻害薬（フォシーガ®）

❺カリウム保持性利尿薬（アルダクトン®など）

❻バソプレシン拮抗薬（サムスカ®）

近位尿細管　遠位尿細管　集合管　太い上行脚　細い上行脚　細い下行脚　ヘンレループ

❸ループ利尿薬(アゾセミド、フロセミドなど)

急性呼吸窮迫症候群（ARDS）

1 病態と原因

　集中治療領域でよく出会う呼吸不全に、**急性呼吸窮迫症候群（ARDS）** が挙げられます。ARDSは、非心原性の肺水腫様病態を呈する呼吸不全ですが、定義は「急性発症の低酸素血症を主症状とする症候群であり、PaO_2/FiO_2（P/F比）300未満」とされています。ARDSの重症度はP/F比で決められ、治療選択と関連します[11]。

PaO_2/FiO_2はP/F ratio（P/F比）と呼ばれ、患者の酸素化評価の指標として活用されています。

ARDSの診断基準と重症度分類

重症度分類	Mild 軽症	Moderate 中等症	Severe 重症
PaO_2/FiO_2 （酸素化能、mmHg）	$200 < PaO_2/FiO_2 ≦ 300$ （PEEP、CPAP ≧ 5 cmH_2O）	$100 < PaO_2/FiO_2 ≦ 200$ （PEEP ≧ 5 cmH_2O）	$PaO_2/FiO_2 < 100$ （PEEP ≧ 5 cmH_2O）
発症時期	侵襲や呼吸器症状（急性／増悪）から1週間以内		
胸部画像	胸水、肺虚脱（肺葉／肺全体）、結節ではすべてを説明できない両側性陰影		
肺水腫の原因 （心不全、溢水の除外）	心不全、輸液過剰ではすべてを説明できない呼吸不全： 危険因子がない場合、静水圧性肺水腫除外のため心エコーなどによる客観的評価が必要		

3学会合同ARDS診療ガイドライン2016作成委員会編：ARDS診療ガイドライン2016. 日本集中治療医学会, 日本呼吸療法医学会, 日本呼吸器学会, 東京, 2016：28.
http://www.jsicm.orq/ARDSGL/ARDSGL2016.pdf（2022.2.10.アクセス）より転載

　ARDSは肺炎や誤嚥、敗血症、熱傷など、さまざまな病態に起因します。これらの高度な炎症を背景として、肺への炎症により（非心原性）**肺水腫** が生じ、肺サーファクタントという肺胞の表面張力を保っている成分が希釈・産生抑制されることで**肺胞虚脱**、**シャント様病変** が増加します。

　また、肺コンプライアンスの低下、肺水腫によって肺自身の重量が増加することで、血流分布に影響を及ぼし、**換気血流不均等状態** に陥ります。これらが、ARDSによる呼吸不全病態の本態といえます。

2 治療

人工呼吸管理における陽圧換気が行われますが、高い駆動圧（吸気圧 − PEEP〈呼気終末陽圧〉）による肺胞損傷の悪影響が明らかになっているため、**可能な限り駆動圧を下げた人工呼吸管理が望ましい**とされています。

また、治療早期には、発症早期48時間以内に限定して、筋弛緩薬を用いて自発呼吸を温存するといった検討もなされています[12]。

3 輸液管理

明確な治療法はなく、前述した人工呼吸管理やステロイド投与などを検討しながら、原疾患の改善をめざします。そのため、**輸液療法のスタンダードも確立されたものはありません。**

呼吸状態の改善をめざすのであれば、過剰な輸液は胸水や肺水腫につながるため避けたいところです。しかしながら、原疾患の侵襲の程度によっては、血管透過性が亢進し循環不全に陥っている場合もあるので、その場合は敗血症に準じた輸液療法が必要なケースも想定されます。心不全同様、それぞれの患者の病態にあわせた輸液選択が必要といえます。

POINT

- 心不全治療中の輸液は、5％ブドウ糖液やNa含有の少ない維持液などをベースに投与する。低心拍出に伴う左心不全（循環不全）が生じている場合には、フォレスター分類に従った治療介入を検討する。
- ARDSにおいては推奨すべき輸液療法はない。呼吸、循環の安定化をめざしながら、患者の病態に合わせた輸液選択を検討する。

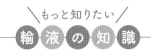
心不全のクリニカルシナリオ（CS）

クリニカルシナリオ（Clinical Scenario：**CS**）[13][14]とは、救急外来などで運ばれてきた心不全患者に対して、専門医の診察や精査をする前に**血圧**と**臨床症状**で分類するシナリオになります。

急性心不全に対する初期対応におけるCS分類

	CS分類				
分類	CS 1	CS 2	CS 3	CS 4	CS 5
主病態	肺水腫	全身性浮腫	低灌流	急性冠症候群	右心機能不全
収縮期血圧	>140mmHg	100〜140mmHg	<100mmHg	―	―
病態生理	● 充満圧上昇による急性発症 ● 血管性要因が関与 ● 全身性浮腫は軽度 ● 体液量が正常または低下している場合もある	● 慢性の充満圧/静脈圧/肺動脈圧上昇による緩徐な発症 ● 臓器障害/腎・肝障害/貧血/低アルブミン血症 ● 肺水腫は軽度	● 発症様式は急性あるいは緩徐 ● 全身性浮腫/肺水腫は軽度 ● 低血圧/ショックの有無により2つの病型あり	● 急性心不全の症状・徴候 ● トロポニン単独の上昇ではCS 4に分類しない	● 発症様式は急性あるいは緩徐 ● 肺水腫なし ● 右室機能障害 ● 全身的静脈うっ血徴候

Mebazaa A, Gheorghiade M, Piña IL, et al. Practical recommendations for prehospital and early in-hospital management of patients presenting with acute heart failure syndromes. *Crit Care Med* 2008；36：S129-S139.

「シーエスワン心不全」などと呼びます。

前項で示した心不全→ P.118 ですが、患者の個別性に合わせた輸液選択／利尿薬選択が必要だと解説してきました。そのため、あくまでテーラーメイドな治療の手前にあたる「急性期の初手」にはなりますが、それぞれのCSを簡単に確認していきましょう。

あくまで**循環器専門医の診断がつくまでの初期治療であるということ**を理解しておく必要があります。

CS 1

臨床で頻繁に目にするメジャーな病態です。**血圧高値、急速に進行する呼吸不全（心原性肺水腫）**が主病態です。末梢血管抵抗の増大（後負荷の増大）に伴う急性心不全を想定していますので、治療は**低酸素に対する酸素療法やNPPVなどの陽圧呼吸管理、血管拡張療法（硝酸薬）**を中心に行います。

体液貯留（前負荷の増大）が主病態ではないため**基本的には利尿薬は不要な病態**ですが、容量負荷がある場合はそのつど、利尿薬の使用も検討します。**バタフライシャドウ→ P.58** を呈しますが、陽圧換気によりすみやかに改善する例も多くみられます。

Part 3 呼吸不全

123

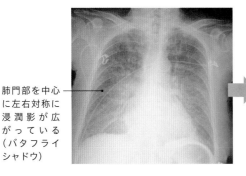

肺門部を中心に左右対称に浸潤影が広がっている（バタフライシャドウ）

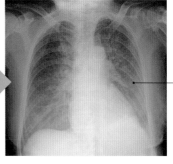

改善しているが、肺門部陰影は残っている（肺紋理増強）

CS 2

血圧はsBP100〜140mmHgとそれほど高くないのですが、**慢性的に体液貯留（体重増加）のある全身的な溢水状態で、全身性浮腫**を認めます。多くは慢性心不全の状態で代償機能が効果的にはたらかず、徐々に悪化している例が多いとされています。

背景には、腎不全や慢性的な低アルブミン血症が存在していることも多く、治療は全身性の溢水による臓器障害などが起こらないように、**血管拡張薬、利尿薬（適切な量のループ利尿薬＋バソプレシン拮抗薬）**を用いながら管理することになります。

CS 3

CS3はsBP＜100mmHgと血圧低値を伴っており、**低灌流（低心拍出量状態）が主病態**になります。背景には心筋梗塞後や心筋症などの低心機能状態であることが多く、そのため、心原性ショックの有無を見きわめながらの治療になります。

Part 2で学んだフィジカルアセスメント→ P.45 やバイタルサイン→ P.50 のモニタリングを行ないながら、**低心拍出量症候群**（low output syndrome：**LOS**）に陥らないように、ショック徴候に早期に気づき医師に報告すること、治療開始後の経過を注意深くモニタリングすることなどが重要になります。

治療の主体は、**「強心薬」を使用しながら心拍出量を維持する**ことです。**血圧が維持できなければ、血管収縮薬なども併用**します。適切なモニタリングのために、肺動脈カテーテルの挿入など循環管理を検討します。

CS 4

CSを用いた評価を行ううえでは、CS 4にあたる**急性冠症候群**（acute coronary syndrome：**ACS**）の鑑別は必須です。次ページの図で急性心不全の経時的フローを記していますが、早期に急性冠症候群であることを判断して緊急冠動脈造影（coronary angiography：CAG）／経皮的冠動脈形成術（percutaneous coronary intervention：PCI）につなげることが重要です。

CS 5

急性右心不全を指しますが、あまり聞きなれない病態かもしれません。原因は、**右室梗塞、急性三尖弁逆流症、肺塞栓症、肺動脈性肺高血圧、心タンポナーデ**などが挙げられます。要するに、**右室にとっての後負荷上昇や、心筋梗塞に伴う心機能低下によって引き起こされる右心不全（左心不全から続発する両心不全ではない状態）**となります。

急性心不全に対する初期対応から急性期対応のフローチャート

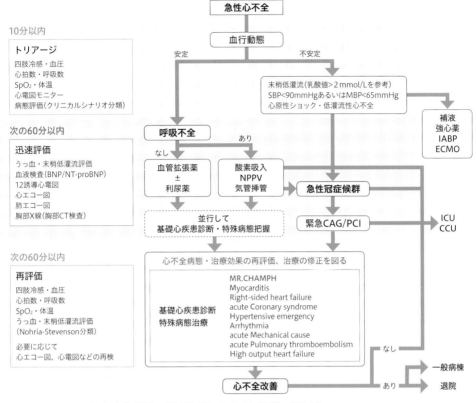

日本循環器学会，日本心不全学会：急性・慢性心不全診療ガイドライン〈2017年改訂版〉．2018：79.
https://www.j-circ.or.jp/cms/wp-content/uploads/2017/06/JCS2017_tsutsui_h.pdf.（2023.2.10.アクセス）より転載

　治療は、ショックまたは血圧低値の有無によって異なります。**体液貯留が主病態であれば利尿薬**などを使いますが、右室梗塞（冠動脈＃１〜＃２の間にある右室枝〈RV Branch〉）や重度の肺塞栓症などで、右心系（肺循環）から左心系（体循環）への血流が停滞することでの**血圧低下がある場合は、大量補液や強心薬または血管収縮薬による緊急治療が必要**になる場合があります。

　（ここでやっと輸液の本らしいことが書けますが）なぜ大量補液が必要になるかというと、分厚い筋肉によって心拍出量を維持している左室（＝“心筋”によるポンプ作用）に対して、**右室の心筋は薄いので、"容量依存のポンプ"によって左心系に血液を運んでいます**。そのため、右室梗塞などで、もともとの右室機能が低下してしまうと、血管内容量をさらに確保し、左心系に血液を運ぶようにします。

　急性右心不全は、原因によって対処がさまざまですが、適切に治療することで救命できる反面、適切な評価・治療ができないと救命できない可能性もある病態です。ベッドサイドで管理する看護師も知識として知っておくとよいでしょう。

> CSを理解しておくことで、心不全の初期対応が可能となり
> 患者の迅速な呼吸不全改善につながるケースも多いです。
> それぞれのCSの特徴に応じた治療管理が必要！

9 行きはよいよい、帰りは怖い（輸液後の排泄が難しい）

腎不全（AKI、CKD、HD）

急性腎障害（AKI）

1 原因と病態

急性腎障害（acute kidney injury：AKI）とは、さまざまな原因により急性に腎臓が障害された状態であり、血清クレアチニン値（Cre）と尿量によって診断されます[15]。AKIの病態は❶腎前性、❷腎性、❸腎後性に分類されます。

> 急性腎障害の定義（KDIGO分類）：
> 1．Cre＞0.3mg/dL（48時間以内）
> 2．Creの基準値から1.5倍上昇
> 3．尿量0.5mL/kg/時以下が6時間以上持続
>
>
>
> 上記1つでも満たせばAKIと診断する

次ページの図は、腎臓から尿細管へ至る図を示します。急性腎障害では、どこが障害されているのか、正常な状態と比較してみていきましょう。

2 治療と輸液管理

AKIの治療は残念ながら十分なエビデンスは存在しません。そのため、腎前性であれば肺水腫や浮腫などの有害事象に注意しながら**十分な補液**を行うこと、尿細管障害を引き起こすような**腎毒性の高い薬物の減量、中止、除去（透析）**を行う必要があります。

臨床所見としては、尿量の増加、腎機能の改善（Cre、BUN）、糸球体ろ過量（GFR）などを指標にしながら改善を待ちます。改善の程度や改善に必要な時間は、障害の原因や侵襲の大きさなど、患者個々によって変わります。

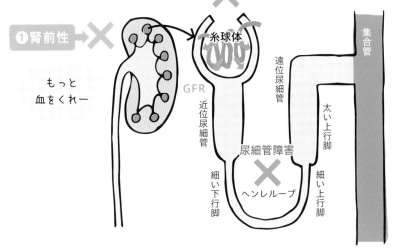

目詰まり
しちゃったよー

②腎性

腎血流低下　糸球体腎炎

輸入細動脈 ➡ ✕ ➡ 輸出細動脈

①腎前性 ➡ ✕

糸球体

GFR

近位尿細管

遠位尿細管

集合管

毛細血管

もっと
血をくれー

尿細管障害

ヘンレループ

細い下行脚

太い上行脚

細い上行脚

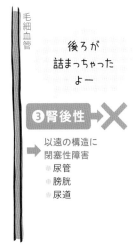

後ろが
詰まっちゃった
よー

③腎後性 ➡ ✕

以遠の構造に
閉塞性障害
◦尿管
◦膀胱
◦尿道

---

①腎前性

◦ 脱水や低血圧によって**腎灌流圧が低下**し、糸球体ろ過量（GFR）が低下することで起こる

◦ 脱水や低血圧などの血行動態異常が改善すれば、GFRの立ち上がりとともに回復がみられる

②腎性

◦ 急性尿細管壊死、急性糸球体腎炎などに伴う**腎実質の器質的な障害**により、GFRの低下をきたす

③腎後性

◦ 主に尿路閉塞などが原因で、**腎臓以遠の尿排泄障害**により発症する

◦ 閉塞の解除により回復が期待できる

　透析による腎代替療法で改善までの時間をつなぎながら、週〜月単位で徐々に透析を離脱するなどの臨床経過をたどることもしばしば遭遇します。もちろん、AKI発症後に透析依存になってしまうケースも少なくないので、腎臓内科と協働して経時的な評価や治療方針を検討する必要があります。

臨床ではeGFRという（推定式で割り出した）
推算糸球体ろ過量を用いて評価します。
筋肉量が著しく低い人は、
血清シスタチンC（Cys-C）という
検査データを活用します。

慢性腎臓症（CKD）、血液透析（HD）

1 病態と原因

慢性腎臓症（chronic kidney disease：CKD）とは、「腎障害を示唆する所見（検尿異常、血液異常、画像異常、病理学的異常など）または糸球体ろ過量（GFR）60mL/分/1.73m^{2}未満が3か月以上持続すること」[16]と定義されています。

CKDは、腎臓でのナトリウム（Na）・水の調節機構の異常により体液過剰となり、血圧上昇をきたします。GFRが低下すると、腎臓でのレニン-アンジオテンシン-アルドステロン系（RAA系）というはたらきが作用して、強力な血管収縮作用を引き起こし、高血圧となるのです。しかし、高血圧は腎硬化症など腎障害を増悪させる因子でもあるため、相互に悪循環を形成します。

CKDの病態

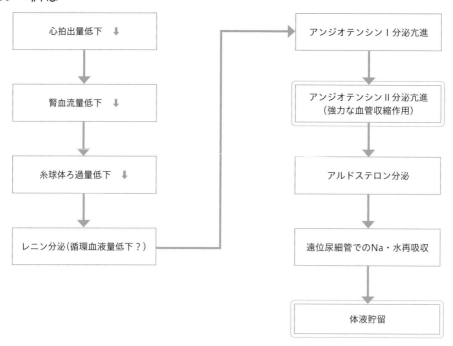

2 CKDに伴う酸塩基平衡異常と電解質異常

酸塩基平衡異常

腎機能が低下している患者は、アシデミアに傾いていることに気づいている読者のみなさんは多いのではないでしょうか？ 腎機能が低下すると、腎臓からの酸(H^+)排泄が低下するため、血中の重炭酸イオン(HCO_3^-)が消費されて、その濃度は減少し、**代謝性アシデミア**となります。

低Na血症

前述したように腎臓ではNaの調整機構の異常があること、また塩分制限や食欲低下、利尿薬投与によるNa排泄により**低Na血症** P.82 をきたす恐れがあります。

高K血症

腎臓からのカリウム(K)排泄障害があるため、**高K血症** P.91 には常に注意を払う必要があります。高K血症に対しては、高K血症治療薬のポリスチレンスルホン酸カルシウム(カリメート®)の内服などを行いますが、高K血症に伴う致死的不整脈の出現などが懸念される場合は、緊急透析による電解質改善を図る場合もあります。

3 治療

CKD、血液透析(Hemodialysis：HD)患者の治療は、進行を予防する危険因子に対する治療法が重要とされています。先ほどのRAA系で述べたような高血圧を引き起こす連鎖の遮断として、レニン-アンジオテンシン-アルドステロン阻害薬(ACE阻害薬、ARBなど)の投与、塩分制限やK制限食などの食事療法、糖尿病管理としての血糖コントロール、腎性貧血に対する投薬や鉄欠乏対策、生活習慣(肥満、喫煙)の改善などが挙げられます。

4 輸液管理

CKDに対する輸液療法は、**腎臓でのNa・水の調整機構が異常をきたしているため、基本的には入れすぎない**輸液療法となります。

> **腎不全時の1日の輸液投与量(目安)＝不感蒸泄分のみ(0.5～1.0L/日)**

	1号液
投与する輸液	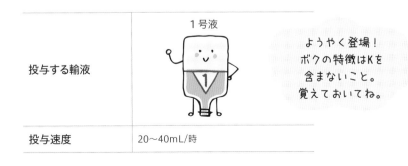 ようやく登場！ ボクの特徴はKを含まないこと。覚えておいてね。
投与速度	20～40mL/時

腎不全では排泄に困難を抱えている場合が多いので、基本的には**不感蒸泄分を補充する程度**で覚えておけば大丈夫です。

　腎機能が比較的正常（GFR 90mL/分/1.73m²以上）であれば、輸液量が多くても尿として排泄されるので問題ありません。しかし、そうでない場合は輸液による肺水腫や全身性浮腫などの有害事象を引き起こします。腎不全の程度にもよりますが、腎不全時の１日の輸液投与量は不感蒸泄分の補充でよいとされています。

　不感蒸泄は約600～900mL/日程度なので、その半分を目安に輸液を開始し（ハーフコレクト→ P.25 ）、不足があれば適宜補充するといったイメージでいれば、溢水による有害事象のリスクを低減できます。

　もちろん、循環動態が崩れている場合やショック時などは、積極的な輸液も必要ですが、**急性期の段階から「のちのち体外に排出しないといけない」ということを念頭に輸液を入れすぎない**という思考・判断が重要です。

　さて、何の輸液を入れるかというと、１号液→ P.21 です。腎不全時にはK排泄能が低下しているため、**K含有のない１号液を選択**する必要があります。１日投与量を考えると、**20～40mL/時**での投与となります。

POINT

　AKIは、腎前性、腎性、腎後性など、さまざまな原因により急性に腎臓が障害された状態である。尿量、腎機能（Cre、BUN）、糸球体ろ過量（GFR）を評価しながら改善を待つ。
　CKDでは、輸液過多に注意する。K含有のない１号液が選択される。

10 身体のなかは大炎上、とりあえず輸液！

急性膵炎（重症急性膵炎）

病態と原因

重症急性膵炎は、急速かつ重篤に循環動態が悪化し、適切な処置がなされないと死に至る疾患です。

まず急性膵炎ですが、膵臓の急性炎症で隣接する臓器や遠隔臓器にも影響を及ぼすことがあります。重症急性膵炎は、重症度判定基準[19)]で定義されます。

急性膵炎発症の原因は、アルコール、胆石、内視鏡的逆行性胆道膵管造影（endoscopic retrograde cholangiopancreatography：ERCP）などがあり、膵臓内で消化酵素（トリプシンをはじめとしたタンパク分解酵素）の活性化により、膵臓の自己融解が起こります。

また、特徴的なのが**非常に強い炎症反応**です。重症例では、高サイトカイン血症に伴う全身性炎症で、膵臓だけでなく、他隣接または遠隔臓器にも炎症が波及し、循環不全、呼吸不全、腎不全、播種性血管内凝固症候群（disseminated intravascular coagulation：DIC）などを引き起こします。

急性膵炎の重症度判定基準

A 予後因子（予後因子は各1点とする）

1）Base Excess $\leqq -3$ mEq/L またはショック（収縮期血圧 $\leqq 80$ mmHg）

2）PaO$_2$ $\leqq 60$ mmHg（room air）または呼吸不全（人工呼吸管理が必要）

3）BUN $\geqq 40$ mg/dL（または Cre $\geqq 2$ mg/dL）または乏尿（輸血後も1日尿量が400mL以下）

4）LDH $\geqq$ 基準値上限の2倍

5）血小板数 $\leqq 10$万/mm^3

6）総Ca値 $\leqq 7.5$ mg/dL

7）CRP $\geqq 15$ mg/dL

8）SIRS診断基準における陽性項目数 $\geqq 3$
  ＊SIRS（1）体温 >38℃または <36℃、（2）脈拍数 >90回/分、（3）呼吸数 >20回または PaCO$_2<32$ mmHg、（4）白血球数 $>12,000$/mm^3 または $<4,000$ mm^3、もしくは >10% 幼若球出現

9）年齢 $\geqq 70$歳

B 造影CT Grade

① 炎症の膵外進展度

前腎傍腔	0点
結腸間膜根部	1点
腎下極以遠	2点

② 膵の造影不良域

各区域に限局、または膵周辺のみ	0点
2つの区域にかかる	1点
2つの区域全体、またはそれ以上	2点

①＋②のスコア合計　1点以下：Grade 1
　　　　　　　　　　2点：Grade 2
　　　　　　　　　　3点以上：Grade 3
重度の判定　A　予後因子が3点以上または
　　　　　　B　CT Grade 2以上

武田和憲，大槻眞，須賀俊博，他：急性膵炎重症度判定基準最終改訂案の検証．厚生労働科学研究費補助金難治性疾患克服研究事業難治性膵疾患に関する調査研究．平成19年度総括・分担研究報告書2008；29-33.

高田忠敬編：胆石性膵炎の診療方針．急性膵炎診療ガイドライン2021，第5版，金原出版，東京，2021：26. より転載

診断は、❶上腹部の急性腹痛発作と圧痛、❷血中または尿中に膵酵素（血中膵アミラーゼ、リパーゼ）の上昇がある、❸超音波、CTまたはMRIで膵に急性膵炎に伴う異常所見がある、などの3項目中2項目以上を満たし、他の膵疾患や急性腹症を除外したものを急性膵炎に含めています[17)18)]。

治療

急性膵炎の主な治療は以下になります。

- 急性膵炎の原因を検索し、原因に応じた治療を検討する
- 初期治療をすみやかに開始し、呼吸状態、循環動態の安定化を図る
- **初期治療は、絶食による膵の安静、十分な輸液、十分な除痛**を図る
- 重症度判定（前ページの表）を実施し、重症度に応じたモニタリング、治療を行う
- 急性期を過ぎても**感染性（液状化／被包化）膵壊死などの感染合併症への注意が必要**である。発症から4週間以上が経過して以降、膵壊死部位が完全に被包化された状態となってからインターベンション（ドレナージ、ネクロセクトミー〈膵壊死組織の除去〉）治療を行う。全身状態が安定している場合には保存加療を継続することもできる

1 Pancreatitis Bundles

ガイドライン[19)]では、急性膵炎初期対応をまとめた**Pancreatitis Bundles**の実施（強い推奨、エビデンスの確実性：低）が提唱されています。急性膵炎診療における臨床指標として活用されており、遵守例では非遵守例に比べて致命率が低かったとの報告があります。

Pancreatitis Bundles 2021

急性膵炎では、特殊な状況以外では原則的に以下のすべての項が
実施されることが望ましく、実施の有無を診療録に記載する

Bundleは束（たば）という意味で、
単一の介入ではなく、
複合的な介入により治療成功率向上に
つなげようとする取り組みのことです。

1. 急性膵炎診断時、診断から24時間以内、および、24〜48時間の各々の時間帯で、厚生労働省重症度判定基準の予後因子スコアを用いて重症度をくり返し評価する
2. 重症急性膵炎では、診断後3時間以内に、適切な施設への転送を検討する
3. 急性膵炎では、診断後3時間以内に、病歴、血液検査、画像検査などにより、膵炎の成因を鑑別する
4. 胆石性膵炎のうち、胆管炎合併例、黄疸の出現または増悪などの胆道通過障害の遷延を疑う症例には、早期のERCP＋ESTの施行を検討する
5. 重症急性膵炎の治療を行う施設では、造影可能な重症急性膵炎症例では、初療後3時間以内に、造影CTを行い、膵造影不良域や病変の拡がりなどを検討し、CT gradeによる重症度判定を行う
6. 急性膵炎では、発症後48時間以内はモニタリングを行い、初期には積極的な輸液療法を実施する
7. 急性膵炎では、疼痛コントロールを行う
8. 軽症急性膵炎では、予防的抗菌薬投与は使用しない
9. 重症急性膵炎では、禁忌がない場合には診断後48時間以内に経腸栄養（経胃でも可）を少量から開始する
10. 感染性膵壊死の介入を行う場合には、ステップアップ・アプローチを行う
11. 胆石性膵炎で胆のう結石を有する場合には、膵炎沈静化後、胆のう摘出術を行う

高田忠敬編：Pancreatitis Bundles 2021. 急性膵炎診療ガイドライン2021 第5版, 金原出版, 東京, 2021：27. より転載

2 腹部コンパートメント症候群

　急性期の大量輸液療法や、高度炎症に伴う血管透過性亢進、麻痺性腸閉塞、浮腫による腹壁コンプライアンスの低下などにより腹腔内圧(intra-abdominal pressure：IAP)上昇をきたし、**腹部コンパートメント症候群**(abdominal compartment syndrome：ACS)を発症することがあります。

　IAP上昇は臓器圧迫による合併症として、下大静脈の圧迫と横隔膜挙上による胸腔内圧の上昇によって、呼吸不全や循環不全を引き起こします。

> IAPは、非侵襲的な膵胱内圧測定で代用

| 診断 | ● **IAP≧12mmHg** ➡ **腹腔内圧上昇**
● **IAP＞20mmHg**かつ新たな臓器障害／臓器不全が発生した場合 ➡ **ACS** |

　ACSになり呼吸不全・循環動態への影響が深刻になれば、深い鎮静管理(場合によっては筋弛緩薬の使用)などを行い、IAP＜12mmHgを1つの指標にして急性期管理を行っていきます。

輸液管理

　これまで、急性膵炎の病態や合併症について解説してきましたが、たびたび**十分な輸液**、**初期治療における積極的な輸液療法**というフレーズが出てきたと思います。そうです、**急性膵炎は循環動態の安定を図るために大量輸液が必要**になるのです。

　臨床では、これら(重症)急性膵炎を語るときに、「全身性の炎症」「大火事」のような表現が飛び交うこともしばしばです。急性膵炎は、消化酵素の活性化による自己組織融解だけでなく、隣接または遠隔の臓器にも炎症が波及し、消化管穿孔や腹腔内膿瘍を合併することも頻繁に起こります。

　みなさんは、Part 3「敗血症における急性期管理」→P.103で、炎症に伴う血管透過性の亢進について学びました。(重症)急性膵炎は、その炎症が高度で重症な状態に陥りやすいことを理解しておく必要があります。そのようなときに選択される輸液製剤は……、そうです！ **細胞外液補充液**のような血管内にとどまりやすい晶質液ですね。

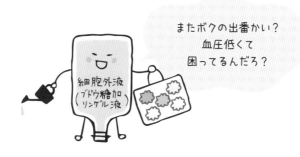

またボクの出番かい？
血圧低くて
困ってるんだろ？

急性膵炎においては、敗血症管理のように「○mL/kg/時」を目安に輸液管理をしましょう、という指標はありません。とにかく、循環動態が安定しないことには急速にショックが進行してしまうので、これまでに学んだ脱水所見（バイタルサイン、フィジカルアセスメント、検査データ）、輸液反応性の評価などを駆使して、循環動態の安定化に努めます。

　そのプロセスにおいては、血管透過性亢進に伴う多量胸水貯留や全身性浮腫などが出現しますが、適切な呼吸管理として酸素投与、場合によっては人工呼吸管理、呼吸仕事量を軽減するような休息と鎮痛鎮静管理、体位ドレナージなどを集学的に実施しながら急性期を乗り越えていきます。
　また、前述したACSのような合併症も引き起こす可能性がありますが、そのようなリスクがあることを念頭に入れながらも十分な輸液を継続する必要があるのです。

　高齢者や心不全患者、腎不全患者では過剰輸液とならないようモニタリングを継続しますが、血管収縮薬のカテコラミンなども併用しながら、輸液負荷量を最小限にとどめるよう医師と協働して検討し、循環管理を行っていきましょう。

POINT

　　重症急性膵炎は、急速かつ重篤に循環動態が悪化し、適切な処置がなされないと死に至る疾患である。初期治療では十分な輸液を投与し、呼吸・循環管理に努める。

　　重篤な合併症に、感染性（液状化／被包化）膵壊死や腹部コンパートメント症候群（ACS）が挙げられる。現れた合併症に応じた治療選択を医療チームで検討していく。

　　脱水所見（バイタルサイン、フィジカルアセスメント、検査データ）、輸液反応性の評価などを駆使して、循環動態の安定化に努める。

11 病態に応じた栄養療法がカギ
肝不全

　肝不全における輸液療法、栄養療法は、明確なエビデンスが不足している難しい領域です。

　肝不全については、正常な肝臓に肝障害が生じ、初発症状から**8週間以内に高度の肝障害（プロトロンビン時間が40%以下ないしINR値1.5以上を示す）が進行した状態**は急性肝不全と診断されます。一方、**経過が徐々に進行したもの**を慢性肝不全としています。

病態と原因

　急性肝不全は、肝性脳症が認められない**非昏睡型**と、肝性脳症を呈する**昏睡型**の2種類に大別されます。

　昏睡型急性肝不全は、初発症状出現から昏睡II度以上の肝性脳症が出現するまでの期間が10日以内の**急性型**と、11日以降56日以内の**亜急性型**に分類されます。

肝性脳症の昏睡度分類

I	睡眠 ―覚醒リズムの逆転 多幸気分、ときに抑うつ状態 だらしなく、気にもとめない態度
II	指南力（時・場所）障害、物を取り違える 異常行動（例：お金をまく、化粧品をゴミ箱に捨てるなど） ときに傾眠状態（普通の呼びかけで開眼し、会話ができる） 無礼な言動があったりするが、医師の指示に従う態度をみせる
III	しばしば興奮状態またはせん妄状態を伴い、反抗的態度をみせる 嗜眠状態（ほとんど眠っている） 外的刺激で開眼しうるが、医師の指示に従わない、または従えない（簡単な命令には応じうる）
IV	昏睡（完全な意識の消失）、痛み刺激に反応する
V	深昏睡、痛み刺激にもまったく反応しない

（犬山シンポジウム昏睡度分類、1981）

　肝不全は、肝炎ウイルス、自己免疫性疾患、薬物性、その他の肝炎以外の症例、アルコールなど、さまざまな原因により引き起こされます。検査データでは、**プロトロンビン時間40%以下、高ビリルビン血症、肝臓での凝固因子の合成障害による凝固障害、肝細胞壊死に伴うトランスアミナーゼ値の上昇**が確認され、血清アルブミンは亜急性型で低値、血中アンモニア濃度は急性型で高値を示します。重症度に関するスコアリングを表に示します。

劇症肝炎の肝移植適応ガイドライン・スコアリングシステム

スコア	0	1	2
発症・昏睡(日)	0〜5	6〜10	11≦
PT(%)	20<	5 < ≦20	≦5
T.Bil(mg/dL)	<10	10≦ <15	15≦
D.Bil/T.Bil	0.7≦	0.5≦ <0.7	<0.5
血小板(万)	10<	5 < ≦10	≦5
肝萎縮	なし	あり	

厚生労働省「難治性の肝・胆道疾患に関する調査研究」班：難治性の肝・胆道疾患に関する調査研究, 2009. http://www.hepatobiliary.jp/uploads/files/%E8%A1%A8%EF%BC%94%281%29.pdf(2022.2.10.アクセス))より引用

さて、肝不全の理解が進むように、解剖生理を復習しましょう。

小腸で栄養素を吸収した血液は、**門脈**とよばれる特殊な血管(静脈)を通り、肝臓に向かいます。門脈は、**胃、腸、膵臓、胆嚢、脾臓とつながっていて、中を流れるのは栄養素が豊富な静脈血**になります。

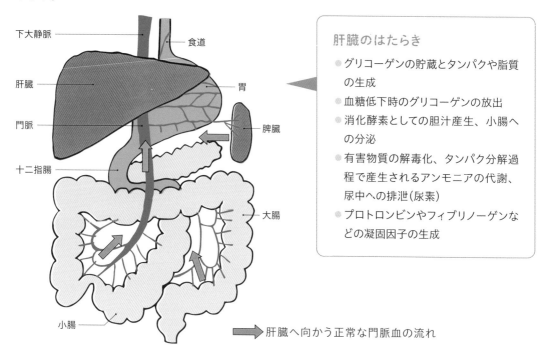

肝臓のはたらき
- グリコーゲンの貯蔵とタンパクや脂質の生成
- 血糖低下時のグリコーゲンの放出
- 消化酵素としての胆汁産生、小腸への分泌
- 有害物質の解毒化、タンパク分解過程で産生されるアンモニアの代謝、尿中への排泄(尿素)
- プロトロンビンやフィブリノーゲンなどの凝固因子の生成

下大静脈、食道、肝臓、胃、門脈、脾臓、十二指腸、大腸、小腸

➡ 肝臓へ向かう正常な門脈血の流れ

症状

肝不全になると、上記肝臓の機能が破綻して異常をきたします。初期には、消化器症状(悪心、嘔吐、食思不振)、発熱、全身倦怠感、脱力感などを引き起こします。

肝不全が進行すると、肝障害、肝細胞壊死に伴う肝臓での合成代謝障害により、**黄疸や門脈圧亢進症からの腹水貯留、はばたき振戦、肝性脳症、出血傾向**などの症状を呈します。

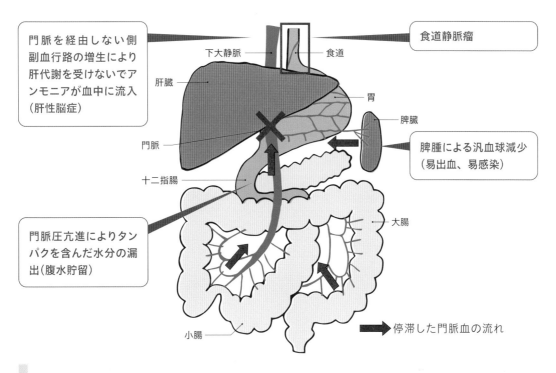

門脈を経由しない側副血行路の増生により肝代謝を受けないでアンモニアが血中に流入（肝性脳症）

下大静脈

肝臓

門脈

十二指腸

門脈圧亢進によりタンパクを含んだ水分の漏出（腹水貯留）

小腸

食道

胃

脾臓

大腸

食道静脈瘤

脾腫による汎血球減少（易出血、易感染）

➡ 停滞した門脈血の流れ

治療と輸液管理

　まずは、肝不全の原因となっている障害（肝炎ウイルス、自己免疫性疾患、薬物性〈アセトアミノフェンの頻度が高い〉、その他の肝炎以外の症例〈循環障害、代謝性障害、悪性疾患の肝浸潤、肝切除後ないし肝移植後〉、アルコール依存症など）の治療、そして肝壊死の進展を阻止することが治療の軸となります。

　血漿交換、高流量での透析療法、肝移植などの専門的な治療も必要になる場合がありますが、本書の本論からは外れるため割愛します。

1 栄養療法

　前提として、**肝不全時の栄養投与・輸液療法は明確な指針やエビデンスに乏しいので、専門家を交えた医療チーム内でのディスカッションによる最善の模索が重要**であることは理解しておきましょう。

　栄養や輸液療法を検討するうえで重要なのは、肝性脳症や腹水貯留の症状かと思います。肝性脳症になると、前述したように高アンモニア血症の原因となり、タンパク質の摂取が厳しく制限されます。しかし、**肝不全になるとグリコーゲンの貯蔵やタンパク質、脂質などの生成機能が低下しているため、低栄養状態**となります。**タンパク負荷による高アンモニア血症による肝性脳症を恐れるがあまり、低タンパク質の栄養供給が続くと、低栄養状態をさらに進行させてしまいます。そのため、むやみに低タンパク質の食事を続けないことも検討する必要**があります。

肝不全時の栄養療法については、ガイドラインによって弱いながらもいくつかの指針を出しています。そのなかで、「**慢性肝障害の患者では栄養療法時にタンパク質制限を行わないことが弱く推奨(2C)**」[20]されています。そのため、タンパク質制限以外の介入も検討する必要があります。

それでは、血中アンモニア濃度を高くするいくつかの原因をみていきましょう。

便秘

便秘になると、腸内は細菌が食べ物に含まれるタンパク質を分解しやすい環境になります。便秘によって腸でのタンパク質の分解が進むことで、アンモニアの量が増えてしまうので、肝不全の患者は便秘を予防する必要があります。

脱水

肝不全による低アルブミン血症で、循環血漿量が低い状態にさらに脱水が重なると、血液成分が濃縮され、血中アンモニア濃度は上昇します。

上部消化管出血

食道や胃、十二指腸から出血(上部消化管出血)が起こると、胃や腸に血液が流れ込みます。血液にはアンモニアの原料となるタンパク質が多く含まれているので、流れ込んだ血液は腸内細菌によって分解されてアンモニアが産生されます。

2 輸液療法

輸液療法における前提として、「PN(静脈栄養)は、経口またはEN(経腸栄養)で十分な栄養が得られない患者のセカンドライン治療として使用されるべき」[21]とされており、輸液療法の優先度は高くありません。

一般的に肝不全患者は、肝機能低下に伴い欠乏する分岐鎖アミノ酸(BCAA)の投与が推奨されています。分岐鎖アミノ酸とは、バリン、ロイシン、イソロイシンの3つの必須アミノ酸の総称です。必須アミノ酸は、体内でつくることができないので、食事や点滴から摂取する必要があります。また、グリコーゲンの貯蔵や低血糖時の血糖調整機能に障害をきたしていることから、ある程度の糖負荷を検討します。

忘れてはならないのは、肝障害に伴うタンパク合成能低下により低タンパク血症となっているため、循環血漿量は必ずしも多くないですが、門脈圧亢進症状による腹水などの症状が強ければ**体液貯留に注意**が必要なことです。そのため、病期によってはループ利尿薬(フロセミド)やトルバプタン(サムスカ®)などの利尿薬の使用や輸液量の制限が必要になります。

輸液療法	ポイント
❶必須アミノ酸である分岐鎖アミノ酸の補充	◉ 分岐鎖アミノ酸製剤(BCAA)の投与により、アミノ酸バランスが是正されて、高アンモニア血症の症状改善が期待できる ◉ 商品名では、点滴製剤であれば「アミノレバン点滴静注®」(200mL中、総遊離アミノ酸：15.98g、フィッシャー比：37.05)」が挙げられる ◉ 経腸栄養剤の種類も「リーバクト®」「ヘパンED®」などいくつかあるため、自施設で採用されている製剤を確認しておく
❷糖負荷を意図した輸液	◉ 肝不全では、グリコーゲンの蓄積と血中への放出に障害をきたしているため、血中への糖負荷が必要となる。そのため、**10%ブドウ糖液の選択、もしくは10%ブドウ糖をベースにしたテーラーメイドな製剤の作成が望ましい**
❸(症状の有無・程度によって)輸液量の制限	◉ 輸液量は、肝不全の病期にもよるが、基本的には経口摂取もしくは経腸栄養が大前提である ◉ 基本は「経口摂取で不足している水分量の補充」にとどめるため、0〜500mL/日程度を目安に投与を開始する

低アルブミン血症に対するアルブミン投与の是非については気になるところです。厚生労働省の血液製剤使用指針[22]では、「肝硬変などの慢性の病態による低アルブミン血症は、それ自体ではアルブミン製剤の適応とはならない」としています。理由は、アルブミン生成は低下しているものの、生体内半減期が代償的に延長しており、アルブミンの投与によってアルブミンの合成が抑制され分解が促進されること、などが挙げられます。

糖分多めに入れてまっせ〜！

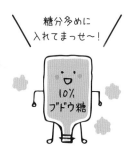

POINT

◉ 肝不全における輸液療法、栄養療法は明確なエビデンスが不足しているため、専門家を交えた医療チームで患者個々に合わせた栄養・輸液療法を検討する必要がある。

◉ 肝不全患者の静脈栄養の軸は、❶必須アミノ酸である分岐鎖アミノ酸の補充、❷糖負荷を意図した輸液、❸(症状の有無・程度によって)輸液量の制限である。

12 食べたらダメって、どういうこと!?
リフィーディング症候群

　リフィーディング症候群は、**re(再び)＋feeding(食事を摂ること)**で起こる症候群です。最もおさえたい病態は電解質異常(低カリウム〈K〉血症、低マグネシウム〈Mg〉血症、低リン〈P〉血症)です。まずは低P血症を知る必要があるでしょう。

低栄養で生じやすい低リン(P)血症

　Pは種々のタンパクのリン酸化のプロセスあるいはエネルギーを供給している**アデノシン三リン酸(ATP)のリン(P)**などとして、細胞内で非常に重要な役割をしています。**正常値は、3.0〜4.5mg/dL**に保たれており、**血清Pが低下して2.0mg/dL以下になると症状が現れてくる**といわれています。

低P血症：血清P2.5mg/dL以下

　この**低P血症**ですが、「**低栄養で生じやすい**」という特徴があります。

　生体内の化学反応、エネルギー貯蔵、ヘモグロビンと酸素の結合など、生命活動における重要な場面でPは必要とされるため、重度の欠乏により生命維持の危機を招きます。

原因		症状
腸でのP吸収の低下	● P摂取不足 ● 活性型ビタミンD₃作用の低下 ● 薬剤性：水酸化アルミニウムゲル・水酸化マグネシウム配合(マルファ®)	● 意識障害 ● けいれん ● 心不全・不整脈 ● 呼吸不全　など
Pの細胞内への移動	● 呼吸性アルカローシス ● インスリン作用 ● カテコラミン過剰 ● リフィーデリング症候群	
腎臓でのP排泄の増加	● 副甲状腺ホルモン(PTH)の作用過剰* ● 尿細管障害 ● 薬剤性：含糖酸化鉄(フェジン®)	

＊血清P濃度に最も影響するのは副甲状腺ホルモン(PTH)であることから、血清Ca濃度もモニタリングする

飢餓状態での食事摂取で生じるリフィーディング症候群

1 病態と原因

リフィーディング症候群は、身体の栄養が枯渇している飢餓状態で食事を摂取することで引き起こされます。

リフィーディング症候群を引き起こすしくみ

① 飢餓状態であり、エネルギー代謝の主体が糖から貯蔵された脂肪やタンパクを利用するようになる
② 飢餓が長期になると、代謝の主体は脂肪となる。同時に主要なミネラルも枯渇する
③ KやPも飢餓状態で枯渇しているが、細胞内からある程度、細胞外に動員されて血清濃度はおおよそ保たれている
④ 上記③の飢餓状態で食事を摂取する
⑤ 食事摂取による糖負荷がインスリン分泌を増加させる
⑥ 代謝が促進され、PやMgなどが大量に動員される
⑦ インスリンはKを細胞内に移動させる。PやMgも細胞内へ移動する
⑧ 低K血症、低P血症、低Mg血症となる

2 症状と治療（輸液管理）

下表内の**太赤字**の症状が、リフィーディング症候群で認める重篤な症状になり、場合によっては死に至ります。**栄養開始前にこれら電解質補正を行い、継続的なモニタリングを行う**必要があります。

症状		
低K血症	心停止	不整脈
低Mg血症	心筋障害（不整脈）	神経筋合併症
インスリン活性亢進	糖新生の抑制による高血糖 インスリン過剰分泌による低血糖 心不全や肺水腫（インスリンにより腎におけるNa、水の分泌抑制が起こり、尿量の低下、体液過剰となる）	

治療

- 栄養投与を開始する前にP、K、Mg、糖のチェックを行い、治療中も密にモニタリングする
- 患者に対しては、まず半量の栄養投与から始め、モニタリングしながら徐々に増量するようにする
- ハイリスク患者では、最大でも10kcal/kg/日、重症患者なら最大で5kcal/kg/日の栄養投与で開始し、モニタリングしながら徐々に増量する

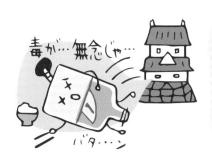

毒が…無念じゃ…
バタ・・・ン

なお、戦国時代に籠城明けの敵が食事を摂取したあとに次々に死亡するといったできごとがあったようです。『城を攻略した武将が提供した食事に「毒」を盛った』と記した文献もあるようですが、この時代にリフィーディング症候群という概念が明らかになっていれば、その武将の不名誉な記述が末代にまで残らずに済んだかもしれませんね。

13 患者にとっての最善が何かを考え続けよう

エンドオブライフにある患者の輸液療法

エンドオブライフ（死が差し迫っている時期）とは

エンドオブライフとは、「患者・家族と医療スタッフが死を意識するようになったころから始まる年単位に及ぶ幅のある期間（数日〜数年）」[23]と定義しますが、本書では、**特に死が差し迫っている数時間〜数日にフォーカスした輸液療法**について解説します。

死が差し迫っている時期とは、慢性疾患の増悪寛解、または多臓器障害の進行などにより、死が避けられないということが、「医療チーム内で検討・共有された状態」であることが最低必要条件と考えます。この医学的予後は、直感的に状態がよくない…などではなく、APACHE（acute physiologic assessment and chronic health evaluation）スコアなどの予後予測スケールや日々のバイタルサイン、検査データ、臨床所見などから根拠に基づいて判断されます。

エンドオブライフでは、患者・家族に正しい言葉を用いて平易に、かつ心の揺れ動きを確認しながらていねいに、人生の最終段階に差し迫っていることの情報を伝えます。その経過のなかで輸液過多による有害事象を避けることができるように輸液療法を検討していきます。

このようなエンドオブライフにある患者の輸液療法を検討するうえでは、倫理的なジレンマも生じる可能性がありますが、「**患者のQOLを改善させない治療は行うべきではなく、また、患者に害を与える介入も行うべきではない。患者の利益にならない輸液は中止しうると考えるのが倫理的に妥当**」[24]とされています。

エンドオブライフの特徴と症状

この時期は、原疾患の増悪や多臓器障害の進行により、全身状態は著しく悪化していることが想定されます。さまざまな原因で循環血漿量は低下するため、腎血流量は乏しくなり、腎臓そのものの機能障害も相まって尿量の確保は困難になります。体液バランス異常は全身性浮腫や倦怠感を惹起し、さらに胸腹水貯留やその他呼吸器症状などで呼吸困難が強く存在することもしばしばです。

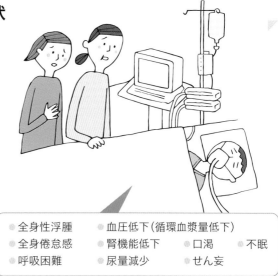

- 全身性浮腫
- 全身倦怠感
- 呼吸困難
- 血圧低下（循環血漿量低下）
- 腎機能低下
- 尿量減少
- 口渇
- せん妄
- 不眠

輸液管理

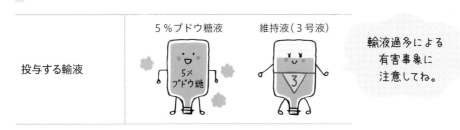

投与する輸液	5％ブドウ糖液	維持液（3号液）

輸液過多による有害事象に注意してね。

輸液は、5％ブドウ糖液や3号液などの維持液を500〜1,000mL/日程度、場合によっては500mL以下で投与します。注意する点として、生命維持に必要な輸液や栄養投与を制限するということは、患者を支える家族にとっては、患者を見捨てたような罪責感に苛まれる可能性があるということです。

このような決定をするときに重要なのは、「**患者のQOL**」**について検討した結果である**ということと、**家族を含めたチーム**で「**患者中心**」**の決定を行った結果であることをそのつどフィードバックする**必要があります。

> POINT
>
> - エンドオブライフにある患者の輸液療法を検討するうえでは、死が差し迫っている時期であるとのコンセンサスを医療チーム内で共有することが重要である
> - エンドオブライフにある患者の輸液は、患者のQOLを中心に考えながら、5％ブドウ糖液や3号液などの維持液を500〜1,000mL/日程度、場合によっては500mL以下で投与する。輸液過多による有害事象には十分注意する。

学んだ内容を
おさらいしよう！

問 題

<table>
<tr><td>事例</td><td>患　者：古井戸 大恵木(ふるいど　たいえき)さん
年　齢：82歳　性別：男性　身長：162cm　体重：50kg
疾　患：誤嚥性肺炎
既往歴：糖尿病、脂質異常症、認知症
現病歴：高齢者入所施設に2年ほど前より入所中。日中のほとんどをベッド上または車いすで過ごしている。食事中のむせがあることなどから、きざみ食やとろみをつけた水分などを食事介助のもと摂取していた(2～5割程度)。本日、発熱と意識レベル低下、頻呼吸を認めたため、救急車を要請。誤嚥性肺炎の診断となった。</td></tr>
</table>

1 救急車到着時のバイタルサイン、フィジカルアセスメントを以下に示しています。救急初療での輸液管理として適切なものを選んでください。

バイタルサイン
HR：112回/分、BP：82/43(60)mmHg、RR：30回/分、SpO$_2$：92%(10Lリザーバーマスク)、BT：38.8℃
フィジカルアセスメント
● **気道** 発声可能
● **呼吸** 呼吸音：狭窄音なし、R<L、痰貯留音(+)、呼吸様式：浅く速い、努力呼吸(+)、咳嗽：弱い
● **循環** 末梢冷感／冷汗(+)、脈拍触知やや弱め、尿量：10～20mL/時、じっとり汗をかいている
● **意識(GCS)**：E4V4M6

1．5％ブドウ糖液　　　　　　　　3．等張電解質輸液(細胞外液補充液)
2．低張電解質輸液(維持液類)　　　4．赤血球製剤

2 救急初療での採血データのうち、「循環不全徴候あり」と判断されるデータをすべて選んでください。

1．尿素窒素(BUN)：38mg/dL、クレアチニン(Cr)：1.13mg/dL
2．乳酸値(Lactate)：4.2mmol/L
3．ナトリウム(Na)：150mEq/L
4．混合静脈血酸素飽和度(SvO$_2$)：75%

3 バイタルサインの安定化を図るために、問題1で選んだ輸液投与を継続しています。最初の3時間で投与する輸液量の目安で適切なものを選んでください。

1．≦500mL　　　　　　3．1,500mL程度
2．1,000mL程度　　　　4．2,000mL程度

4 数日後、ショック状態から離脱したため、経腸栄養を経鼻胃管から開始しました。しかし、もともとの認知機能低下やせん妄などの影響もあり、胃管自己抜去や嘔吐などをくり返しています。これらの経過中に肺炎が再燃するなど、治療管理に難渋しています。やむなく、言語聴覚士による嚥下リハビリテーションを開始したうえで、PICC挿入後に経静脈栄養投与を開始しました。

この患者における栄養投与管理で適切なものを1つ選んでください。

1．投与カロリーは血糖に注意しながら徐々に増やしていき、1,800～2,000kcal程度を目標とする。
2．亜急性期～慢性期の輸液管理として、投与輸液のベースは3号液＋ビタミンとする。
3．上腕から留置されているPICCであり、高濃度なTPN製剤は投与できないため、PPNを選択した。
4．経静脈栄養投与中は、アルブミン(Alb)、コリンエステラーゼ(ChE)などの栄養指標だけでなく、リン(P)などの電解質にも注意を払う。

解答 & 解説

問題1の答え

3

ここをおさらい！
P.103
P.106

解説 頻脈、血圧低値、脈拍触知やや弱め、末梢冷感／冷汗、意識混濁、呼吸不全などの情報より、循環不全に陥っていると考えられる。誤嚥性肺炎を契機とした敗血症が強く疑われるため、Answer→循環血漿量を確保するために細胞外（間質、血管内）の浸透圧と同じになるように調整された輸液製剤が選択される。

問題2の答え

1、2、3

ここをおさらい！
P.62
P.65

解説 選択肢のうち、Answer→1はBUN/Cr比を算出すると「33.6（正常値：10）」と高値であること、3は血管内のNa量に比べて血管内水分量が少ない状況が考えられ、1、3ともに脱水所見が示唆される。2は循環不全に伴う末梢組織への酸素供給低下を示唆しているため、循環不全の指標として妥当といえる。4はSvO_2の正常値である。末梢組織への酸素供給低下、または酸素消費量増大が起きるとSvO_2は低下する（<70％）。酸素を運ぶために重要な血中酸素飽和度（SaO_2）、ヘモグロビン（Hb）、心拍出量（CO）などのデータも含めたアセスメントを行う。

問題3の答え

3

ここをおさらい！
P.106

解説 敗血症ガイドライン[5]では、「晶質液30mL/kg以上を3時間以内に投与することが必要」と述べられている。Answer→当該患者は体重50kgであり、最初の3時間以内で1,500mL程度の大量輸液を行うことが推奨されている。注意点としては、その後の呼吸管理に過度な影響を及ぼさないように、血管収縮薬なども併用しながら循環動態の安定化を図る必要がある。

問題4の答え

4

ここをおさらい！
P.32
P.140

解説 経静脈栄養の投与開始後は、高血糖や電解質・ミネラルの不足に注意しながらテーラーメイドな製剤の作成や選択が求められる。急性期における短期間でのカロリー増量は、インスリン抵抗性の増大を背景とした高血糖に陥りやすい。また、当該患者は入院前も嚥下練習食を2〜5割程度しか摂取できていなかった背景から、リフィーディング症候群のリスクも高い。Answer→エネルギー必要量：体重×30kcal程度と考えると、血糖やPをはじめとした電解質の経過を注視しながら、数日〜1週間かけて1,500kcalを目標に製剤の変更を検討していく。PICCは末梢留置型中心静脈カテーテルなので、高濃度のTPN投与が可能である。経静脈栄養を投与する際には、常に腸管使用の可能性を検討し、最低限の経静脈栄養投与期間にとどめることが重要である。

文献

Part 1

1）日本赤十字社：TRALI/TACO,輸血の副作用 非溶血性副作用. https://www.jrc.or.jp/mr/reaction/non_hemolytic/trali_taco/(2023.2.10.アクセス)

2）日本赤十字社：血小板製剤. 輸血手順, 輸血の実施, 医薬品情報. https://www.jrc.or.jp/mr/transfusion/procedure/platelet/(2023.2.10.アクセス)

3）日本集中治療医学会, 日本救急医学会編：日本版敗血症診療ガイドライン2020. 日集中医誌 2021；28 Suppl. https://www.jsicm.org/news/news210225.html (2022.2.10.アクセス)

4）Perner A, Haase N, Guttormsen AB et al. Hydroxyethyl starch 130/0.42 versus Ringer's acetate in severe sepsis. N Engl J Med 2012；367（2）：124-134.

5）日本静脈経腸栄養学会編：静脈経腸栄養ガイドライン第3版. 照林社, 東京, 2013.

6）日本集中治療医学会編：日本版 重症患者の栄養療法ガイドライン 総論2016＆病態別2017(J-CCNTG)ダイジェスト版. 真興交易医書出版部, 東京, 2018：37.

7）Herridge MS, Cheung AM, Tansey CM, et al. One-Year Outcomes in Survivors of the Acute Respiratory Distress Syndrome. N Engl J Med 2003；348(8)：683-693.

8）日本静脈経腸栄養学会編：静脈経腸栄養ガイドライン 第3版. 照林社, 東京, 2013：36.

9）日本集中治療医学会編：日本版重症患者の栄養療法ガイドライン総論2016＆病態別2017(J-CCNTG) ダイジェスト版. 真興交易医書出版部, 東京, 2018：98.

10）日本集中治療医学会編：日本版重症患者の栄養療法ガイドライン総論2016＆病態別2017(J-CCNTG) ダイジェスト版. 真興交易医書出版部, 東京, 2018：97.

11）JANIS：院内感染対策サーベイランス公開情報 ICU部門 2008年報（1～12月）. https://janis.mhlw.go.jp/report/open_report/2008/3/3/ICU_Open_Report_200800.pdf(2023.2.10.アクセス)

12）JANIS：公開情報2021年1月～12月年報 院内感染対策サーベイランス 集中治療室部門. https://janis.mhlw.go.jp/report/open_report/2021/3/3/ICU_Open_Report_202100.pdf(2023.2.10.アクセス)

13）Pronovost P, Needham D, Berenholtz S, et al. An intervention to decrease catheter-related bloodstream infections in the ICU. N Engl J Med 2006；355(26)：2725-2732.

14）Stonelake PA, Bodenham AR. The carina as a radiological landmark for central venous catheter tip position. Br J Anaesth 2006；96(3)：335-340.

15）Maki DG, Kluger DM, Crnich CJ. The risk of bloodstream infection in adults with different intravascular devices: a systematic review of 200 published prospective studies. Mayo Clin Proc 2006；81：1159-1171.

16）Yasuda H, Yamamoto R, Hayashi Y, et al. Occurrence and incidence rate of peripheral intravascular catheter-related phlebitis and complications in critically ill patients: a prospective cohort study (AMOR-VENUS study). J Intensive Care 2021；9(1)：3.

17）日本ベクトン・ディッキンソン株式会社：静脈炎について. 血流感染予防・静脈炎予防 Blood Stream Infection/Phlebitis Prevention. https://www.bdj.co.jp/safety/1f3pro00000crqq7.html(2023.2.10.アクセス)

Part 2

1）Ait-Oufella H, Bourcier S, Alves M, et al. Alteration of skin perfusion in mottling area during septic shock. Ann Intensive Care 2013；3(1)：31.

2）McGee S, Abernethy WB, Simel DL. The rational clinical examination. Is this patient hypovolemic? JAMA 1999；281(11)：1022-1029.

3）Anderson B, Kelly AM, Kerr D, et al. Impact of patient and environmental factors on capillary refill time in adults. Am J Emerg Med 2008；26(1)：62-65.

4）Nichol A, Bailey M, Egi M, et al. Dynamic lactate indices as predictors of outcome in critically ill patients. Crit Care 2011；15(5)：R242.

5）日本集中治療医学会,日本救急医学会編：日本版敗血症診療ガイドライン2020. 日集中医誌 2021；28 Suppl. https://www.jsicm.org/news/news210225.html (2023.2.10.アクセス)

6）Qaseem A, Humphrey LL, Fitterman N：Treatment of anemia in patients with heart disease: a clinical practice guideline from the American College of Physicians. Ann Intern Med 2013；159(11)：770-779.

7）救急救命士標準テキスト編集委員会編：改訂第10版 救急救命士標準テキスト. へるす出版, 東京, 2020.

1）讃岐美智義：麻酔科研修チェックノート改訂第7版. 羊土社, 東京, 2022：169-179.

2）Lewis JL. 高ナトリウム血症, 高カリウム血症. MSDマニュアル プロフェッショナル版. - 10. 内分泌疾患と代謝性疾患. MSD, 2018. https://www.msdmanuals.com(2023.2.10.アクセス)

3）日本救急医学会ホームページ：医学用語 解説集 ショック. https://www.jaam.jp/dictionary/dictionary/word/0823.html(2023.2.10.アクセス)

4）Singer M, Deutschman CS, Seymour CW, et al. The third international consensus definitions for sepsis and septic shock (sepsis-3). *JAMA* 2016；315：801-810.

5）日本集中治療医学会：日本版敗血症診療ガイドライン2020. 日集中医誌 2021；28(Suppl). https://www.jsicm.org/news/news210225.html (2023.2.10.アクセス)

6）日本集中治療医学会：ヒドロキシエチルデンプン含有製剤(HES製剤)の適正使用について. https://.jsicm.org/news/news230112.html (2023.2.10.アクセス)

7）有馬寛：ADH分泌過剰症(SIADH). 今日の臨床サポート - 最新のエビデンスに基づいた二次文献データベース. 疾患・症状情報 (clinicalsup.jp). https://clinicalsup.jp/jpoc/contentpage.aspx?diseaseid=364(2023.2.10.アクセス)

8）深川雅史, 柴垣有吾：より理解を深める！体液電解質異常と輸液 改訂3版. 中外医学社, 東京, 2007：53.

9）Wilkinson TJ, Begg EJ, Winter AC, et al. Incidence and risk factors for hyponatraemia following treatment with fluoxetine or paroxetine in elderly people. *Br J Clin Pharmacol* 1999；47(2)：211-217.

10）日本糖尿病学会編：糖尿病専門医研修ガイドブック 日本糖尿病学会専門医取得のための研修必携ガイド 改訂第8版. 診断と治療社, 東京, 2020：288.

11）3学会合同ARDS診療ガイドライン2016 作成委員会編：ARDS診療ガイドライン2016. 日本集中治療医学会, 日本呼吸療法医学会, 日本呼吸器学会, 東京, 2016：28. http://www.jsicm.org/ARDSGL/ARDSGL2016.pdf (2022.2.10.アクセス)

12）ARDS診療ガイドライン作成委員会：ARDS診療ガイドライン2021. 日集中医誌 2022；29：295-332.

13）Mebazaa A, Gheorghiade M, Piña IL, et al. Practical recommendations for prehospital and early in-hospital management of patients presenting with acute heart failure syndromes. *Crit Care Med* 2008；36：S129-S139.

14）日本循環器学会, 日本心不全学会：急性・慢性心不全診療ガイドライン(2017年改訂版). 2018：75, 79. https://www.j-circ.or.jp/cms/wp-content/uploads/2017/06/JCS2017_tsutsui_h.pdf.(2023.2.10.アクセス)

15）KDIGO Clinical Practice Guideline for Acute Kidney Injury. *Kidney Int Suppl* 2012；2：1-138.

16）日本腎臓学会編：エビデンスに基づくCKD診療ガイドライン2018. 東京医学社, 東京, 2018：2.

17）高田忠敬編：急性膵炎診療ガイドライン 第5版. 金原出版, 東京, 2021：12.

18）武田和憲, 大槻眞, 須賀俊博, 他：急性膵炎重症度判定基準最終改訂案の検証. 厚生労働科学研究費補助金難治性疾患克服研究事業難治性膵疾患に関する調査研究. 平成19年度総括・分担研究報告書2008；29-33.

19）高田忠敬：急性膵炎診療ガイドライン 第5版. 金原出版, 東京, 2021：38, 45.

20）日本集中治療医学会編：日本版 重症患者の栄養療法ガイドライン 総論2016＆病態別2017(J-CCNTG)ダイジェスト版. 真興交易医書出版部, 東京, 2018：126.

21）Bischoff SC , Bernal W, Dasarathy S, et al. ESPEN practical guideline: Clinical nutrition in liver disease. *Clin Nutr* 2020；39(12)：3533-3562.

22）厚生労働省医薬・生活衛生局：血液製剤の使用指針.平成31年3月. https://www.mhlw.go.jp/content/11127000/000493546.pdf(2023.2.10.アクセス)

23）EAPC. White Paper on standards and norms for hospice and palliative care in Europe: part 1. *Eur J Palliat Care* 2009；16(6)：278-289.

24）日本緩和医療学会 緩和医療ガイドライン委員会編：終末期がん患者の輸液療法に関するガイドライン2013年版. 金原出版, 東京, 2013. https://www.jspm.ne.jp/files/guideline/glhyd2013.pdf(2023.2.10.アクセス)

25）飯島毅彦：集中治療医学領域における基礎研究細菌のトピックス 血管内皮障害の最近の知見-グリコカリックスを中心に考える. ICUとCCU 2018；42(1)：25-33.

26）岡田英志：血管内皮グリコカリックスとは. 外科と代謝・栄2020；54(2)：97-99.

27）内田俊也：カリウム濃度異常. ナース専科 2014；34(8)：46-49.

28）American College of Surgeons：Advanced Trauma Life Support Course. Student Manual, 7th ed. American College of surgeons, Chicago, 2004.

29）佐藤弘明：レジデントのためのこれだけ輸液. 日本医事新報社, 東京, 2022：246.

30）日本集中治療医学会看護テキスト作成ワーキンググループ編：集中治療看護師のための臨床実践テキスト 疾患・病態編. 真興交易医書出版部, 東京, 2018.

31）片山和宏：肝硬変に対する分岐鎖アミノ酸補充療法の効果と弱点 特に肝性脳症, アンモニア代謝への影響に注目して. 肝臓 2022；63(1)：1-8.

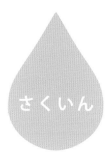

さくいん

もっとわかる
ナースのための　急性期(ICU・救急)の輸液

2023年4月1日　第1版第1刷発行

著　者　北別府　孝輔
発行者　有賀　洋文
発行所　株式会社 照林社
〒112-0002
東京都文京区小石川2丁目3-23
電話　03-3815-4921（編集）
03-5689-7377（営業）
https://www.shorinsha.co.jp/
印刷所　共同印刷株式会社

検印省略（定価はカバーに表示してあります）
ISBN978-4-7965-2586-2
©Kosuke Kitabeppu/2023/Printed in Japan